健康，自脊來

脊椎保健達人改變千萬人的脊椎強背術

作者—鄭雲龍
採訪撰文—邱淑宜

推薦序

健康促進，是高齡化社會的處方箋

公共衛生學者，前行政院衛生署長，
現為亞洲大學講座教授
楊志良

我與雲龍兄素昧平生，接獲邀請寫序，頗感意外，然而閱讀書稿後，發現雲龍兄大力推展的「健康促進」，正與公共衛生「預防重於治療」的理念不謀而合，也正是已邁入高齡化社會的臺灣，迫切需要的思維與行動！

一九五〇年代，臺灣人平均餘命是男性五十二歲、女性五十七歲，但目前臺灣人平均餘命，已提高到男性七十七歲，女性八十三歲，台北市更分別高達八十歲及八十五歲。八成臺灣人活到七十歲，六成活到八十歲，還有兩成五活到九十歲，也就是說，現在五十歲的人，多數可以再活三十年，台北市民則更久。而一九四五年至一九六五年出生的戰後嬰兒潮，十年後將加入銀髮族行列，即二〇二五年臺灣將有二十％人口是六十五歲以上老人，比現在多一百七十八萬人。不過光活得久沒用，還必須活得好，至少要具備吃飯、穿衣、如廁、洗澡、出門等基本生活自理能力，若晚年生活行動不便，甚至癱臥在床只能仰賴他人照顧，既無生活品質，更喪失尊嚴。

不妙的是，由於國人欠缺保健觀念，年紀大時往往百病叢生，甚至身體「整組壞去」，二〇二五年臺灣失能人口將由現在的七十五．五萬人成長到一百萬人，需要長期照護的人口大幅增加；更不妙的是，由於生育率降低，台灣人口結構老化，老年人口逐年遞增，勞動人口逐年遞減，屆時臺灣十五至六十四歲的勞動力人口將減少一百三十八萬人，若以每個勞動力人口平均需負擔的失能人數來看，十年後的長期照顧壓力，將比現在增加一．四四倍，不但是家庭沉重的負擔，龐大的老病族群也可能壓垮全民健保。

雲龍兄這本著作則讓我看到生機——如果大家能體認「健康自己來」的重要性，從現在起，身體力行健康促進，相信能夠有效降低失能人口的數量，以及減輕健保的負荷；書中學員的經驗分享，讓我們知道，即使年輕時沒有保養好身體，但只要中壯年時，願意每天花十五分鐘做脊椎保健操，絕對來得及補救，家裡的小輩也應該未雨綢繆，督促長輩養成運動健身的習慣。

此外，這本書頗有創意，不是單單紙上談兵，在科技化的年代，運用智慧型手機掃瞄書上的QR Code，即可連結影片，觀看雲龍兄示範演練各種動作，突破平面書籍的限制，延伸成為動態的「影片書」，知識量大於一般書籍，對我這個「老人家」而言，更是新鮮的閱讀經驗。

自己的脊椎自己救，自己的健康自己護，衷心期望「健康促進」成為全民運動！

推薦序

志同道合的健康夥伴

欒樹社區醫療群
芝山診所醫師、芝山生活家
余儀呈

鄭老師新書《健康，自脊來》請我寫序，真的是百感交集。認識他近十年，以家庭醫師的身份來看，與其說他曾是我的工作夥伴，還不如說我們在不同位置、卻在同一年選擇相同的人生目標。

二〇〇九年，我將診所遷移到一個十八坪的小店面，原來六十四坪的舊址則在隔年成立了芝山生活家。這個把醫療做小而把生活保健做大的動作令民眾不解，但若對照鄭老師夫妻也在二〇〇九年攜手創業，一直到這本書強調的「生活型態就是健康狀態」，讀者們就知道為何說我與鄭老師選擇了相同的人生目標。因為健康問題的產生二十％由基因決定，二十％受環境影響，大多數人認為最重要的醫療照護，其實只影響十％的健康。剩餘的五十％，也就是真正影響健康的決定性關鍵，事實上是取決於我們的日常生活方式。

故事要從我在二〇〇六年任職於百略醫學集團說起，也就從那時候起認識了鄭雲龍老師。當時他在台北士林中正路上經營一家「康適身心減壓館」，進而也認識幾位資深營養師、心理師與瑜珈老師。當時，我感受到他們對於預防保健的熱忱而印象深刻，一群充滿理想的年輕人教導八段錦或彼拉提斯，也經常熱烈討論地中海飲食、各種油脂的優缺點、從生物力學看脊椎對健康的影響、情緒造成的身心傷害等各種健康議題。

隔年，林金源董事長請我擔任百略集團醫務長，同時也讓鄭老師轉換跑道到診所協助我，以專案經理身份處理欒樹社區醫療群的業務。當時正值芝山診所要裝修一間民眾衛教教室、家庭醫師整合照護計畫剛開始試行「B型支付方案」（也就是後來演變的健康回饋型家醫制度）、醫策會則正推行醫療群「厝邊好鄰居」DVD標竿學習與變革管理、台大劉文俊醫師受衛生署委託推廣民眾使用「健康達人125」自我照護手冊之際，忙得不可開交的這一年，我見識到鄭老師驚人的體力、行事效率與熱忱。

他引薦專業媒體為「健康達人125」民眾自我照護手冊進行網路行銷，以欒樹醫療群名義在Yahoo網站、中時電子報發出新聞稿，將活動連結網頁在悠活健康網，在短短數日創下不可思議的成績，包括共有近兩千人完成導讀觀看活動本文、連結至健康達人網站或下載文件，以及一百一十人願意留下聯絡名單願意索取書本。這件事證明健康知識只要操作得宜，是可以被有效傳遞並產生影響力的，在我心中也著實上了一課，感受到他熱切要傳達健康知識給民眾的真誠。

二〇〇八年樂樹醫療群在家庭醫師照護計畫攀上一個高峰，成為醫策會、健保局與基層醫界公認的標竿學習對象，我被許多同儕推崇邀請到處露臉演講，其實幕後真正的靈魂人物是鄭雲龍老師。當年他也經常受邀在國立教育電台「教育開講」或飛碟電台「生活大師」主講，以他的專業談論正確的站姿、坐姿及生活形態不良造成脊椎歪斜等問題。為了教導民眾更容易修正生活習慣，近十年來他也陸續拍攝錄製許多影片，上傳網路讓民眾免費學習，這本書的出版就是這些演講內容與 QR Code 連結影片的精華呈現。

加油！志同道合的鄭老師，我們走在相同目標的道路上並不寂寞。

作者序

一起成為健康促進的信仰者吧！

鄭雲龍

某一天做惡夢，情境如下：我在一個小診所中忙得團團轉，這邊剛幫一個患者貼紮好，那邊又來一個患者訴說他的疼痛，這時我的胃又痛了起來，抬頭看了牆壁上的時鐘，才發現已經中午一點半了，匆匆處理好手邊的患者，打算出去吃頓午餐，門一開，我嚇了一跳！滿滿坐了兩排患者正殷切的看著我。囫圇吞棗的扒了兩口飯回來，等我看診的人又更多了……於是嚇醒！

其實這不只是夢，而是過去幫人脊椎矯正、整復推拿的日子中，真實存在的情境。那段日子患者好多，壓力好大，還讓我養出了胃潰瘍。當時我努力解除民眾的腰酸背痛，但心中一直不解，為什麼患者永遠看不完？為什麼他們的症狀老是反覆發作？經過多年鑽研，終於發現一個天大的秘密，那就是：一個人的生命如果不是在創造健康，那就是在創造症狀！而大多數腰酸背痛的人，生命中的大多數時刻，都在不知不覺的創造自己的症狀跟疼痛，然後到處求醫，繼續用相同的自己，期待不同的未來！

隨著年齡的增長，健康越來越不是理所當然，而是需要積極追求，但是我們往往有處理疾病的動機，但卻沒有追求健康的動力，這樣的結果，將只會累積越來越多的疾病。生活型態是每個人內在思想，以及對自我生命理解與看待的外顯反映，唯有透過「覺察」，進而「區隔」其中的不同，接著「選擇」正確的行為，結果才會真正的「改變」。而出版本書的起心動念就是希望能幫助更多人來自我覺察，不要過度依賴醫療，而要開始站在自己健康的主導點。

本書不是一般的脊椎保健工具書，不只給您方法，更提升您產生健康的意願，書中同時以QR Code提供大量的影片連結，就是希望能彌補文字及圖片的不足，同時恨不得一次將我畢生所學完整分享。若您堅定信念如實操作，估計在三至四週就能明顯見效，永久的創造自己的脊椎健康。

回顧我人生的每一個轉彎處，都有著上天的深意，讓我能幸運的行走在自己的天命之中，協助民眾創造自己的健康，我非常感謝這一切，在睡前和老婆最常做的一件事，就是牽著彼此的手，一起謝謝老天爺，讓我們得到許多人幫助之外，也讓我們可以幫助更多的人，尤其此書的出版，我更是帶著感恩及喜悅，謝謝促成此書的所有人。

最後，要謝謝拿起這本書的您，如果此書對您有益，請您積極的分享給更多人，切勿再讓周圍的人不知不覺的走向疾病跟疼痛，讓我們一起來成為健康促進的信仰者吧！

推薦語

本人一直以來都很佩服雲龍老師對健康促進產業的熱情。從研發教案到大眾教育推廣，他用自身的經驗與知識，幫助無數人用不藥而癒的方式來恢復脊椎健康。

這份熱情與執著得來不易，真的是業界翹楚！有幸拜讀雲龍老師嘔心瀝血之作，自能幫助讀者找回久違的健康！

——百略醫學科技董事長

林金源

長久以來，在我幫助人們恢復健康的過程中，總會強調脊椎健康的重要性。跟其它內科慢性病一樣，許多肌肉骨骼的病痛，其實跟日常習慣有關，尤其是行立坐臥。脊椎健康了，人就健康！

很高興鄭雲龍老師在久違後，又有一本新的著作，讓我們可以更深入地了解脊椎健康的重要性與如何在生活中執行正確的護脊動作！人體的自癒力，從脊開始！

——健泉生醫股份有限公司技術總監、美國自然醫學醫師

林侑融

雲龍老師由自身經驗出發，引導讀者從自我覺察到行為轉化，為追求健康的你我，提供了一條由知至行最短的路徑。閱讀此書，不僅是一段學習過程，更是一場自我健康促進的蛻變之旅。

——全人智慧教練、經典文創創辦人
林惠蘭

終於，我們找到健康的源頭！感謝鄭雲龍老師，用自己的「椎」心之痛為起點，分享推「脊」及人的觀念並創造善的循環，讓讀者能夠在追尋健康的路上「自脊來」！讀完這本書，我們將能「知脊知彼，樂活到老」！

——典華幸福機構創辦人、國際獅子會 16-18 國際理事
林齊國

很欣賞作者致力於推廣自我健康促進的成績與熱情，其有深厚的武術、太極拳的根基，從身體力行，身體的感受，到多年來演講推廣的種種經驗，累積淬煉出這本實用、風趣、又符合大眾所需的好書。

——萬芳醫院復健醫學部醫師
邱俊傑

雲龍老師用半生傳奇傳達「身體智慧」，十分醉心在解決大眾腰酸背痛的問題，他以教導人們成為自己的醫師為終生志業。教育是百年樹人的大業，我相信《健康，自脊來》這本書將使千千萬萬人受惠。德不孤，必有鄰，謹以此文表達對雲龍兄全心的感謝與支持！

——資深營養師、代謝型態（股）公司創辦人

袁毓瑩

常聽人言：「身正不怕影子斜。」從小長輩們也常囑咐：「坐得正，得人疼。」除了教導我們要言行正念，其中也隱含了智慧的密碼，那就是端正的身體姿勢關係到整體的身心健康。

我的良師益友鄭雲龍老師多年來專研脊椎健康，推廣預防醫學，救助了苦痛無數，並自己耗資拍攝眾多健康短片在各視頻網站無私公開分享，廣受各界的好評，現在又將自救健康的方法系統化整理成書。難得的是突破一般平面書籍的寫作方式，在每一演示動作附上 QR Code，讓讀者閱讀之餘，可以立即連結到細部解說影片，真正達到「坐而言，不如起而行。」只要依循示範方法逐步操作，很快就可以告別酸痛，遠離疾病，絕對是為自己健康加分的最佳投資。

我很幸運能跟隨鄭老師學習獲益，也相信這本書的問世，定可幫助更多人輕鬆自在過一生。有幸先睹為快，樂於推薦給所有脊椎直立的智慧人類一起來關心及照顧自己的健康。

——策略管理博士、亞洲八大名師

陳志明

這本書除了幫助你遠離腰酸背痛，追求健康之外，也是一本有關武癡版史懷哲的精彩生命故事。人生有雲龍老師相伴，從此逍遙遊。

——漢英得力法律事務所創辦人
陳鎮宏律師

觀察到牙醫同仁彼此見面問候語中，有個有趣的現象：除了例行的寒暄之外，「肩頸腰背酸痛有沒有好些？」似乎也變成常見表達關懷的一種方式。雲龍在書中用非常淺顯的方法，將常見的錯誤姿勢做精準講解與修正，非常適合牙醫師與社會大眾仔細研讀，個人大力推薦！

——國際牙醫學院台灣區院士 第六屆北台灣牙醫植體醫學會理事長
黃斌洋

推薦您最好看的腰痛治療書！最有趣的疼痛解析書！輕鬆閱讀，讓你告別腰酸背痛的人生！

——就是愛創意有限公司執行長
楊偉龍

（以上按姓氏筆劃順序排列）

Contents 目錄

推薦序 健康促進，是高齡化社會的處方箋 楊志良……003

推薦序 志同道合的健康夥伴 余儀呈……005

作者序 一起成為健康促進的信仰者吧！ 鄭雲龍……008

前言 椎心之痛，推脊及人……019

Part 1 懶骨頭，脊所不欲

第一章 你的生活型態，就是你的健康狀態……036

◆ 為什麼貓狗比較不容易長骨刺？……037
◆ 姿勢不良，生活習慣病就上身……040
◆ 行立坐臥姿勢大檢測……042
◆ 不良姿勢＋地心引力＝歪、酸、胖、痛……047

第二章 三種殺手級的不良姿勢……054

◆ 壞姿勢第一名：駝背……055
◆ 壞姿勢第二名：半躺半坐……057

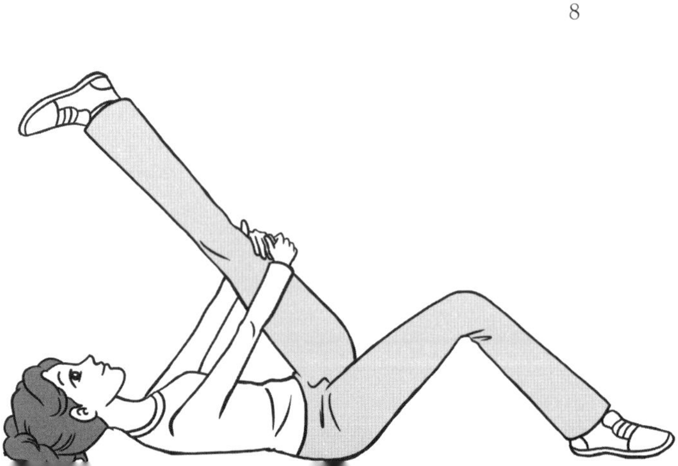

◆ 壞姿勢第三名：左倚右靠 ……… 059
◆ 脊椎歪斜，小痛大病來報到 ……… 064
◆ 用「想像量身高」的方式站或坐 ……… 065

第三章
數位時代的「變形」人生 ……… 068
◆ 網路族是頸椎早衰的高危險群 ……… 069
◆ 痛到令人撞牆的筋膜炎 ……… 073
◆ 工作環境一點小改變，疼痛馬上變不見 ……… 076

Part 2
健康人生，操之在脊

第四章
去酸解痛靠自己 ……… 082
◆ 為什麼腰酸背痛總是看不好？ ……… 082
◆ 用相同的自己期待不同的未來，問題永遠無解 ……… 085
◆ 台灣人過度依賴醫療 ……… 089
◆ 自己的健康自己救 ……… 092

Contents 目錄

第五章 三步驟開發身體智慧……096
◆第一步：從「覺察」開始改變……096
◆第二步：鍛鍊身體具備「勝任能力」……100
◆第三步：打造符合人體工學的生活環境……102
◆健走治百病……105
◆知行合一的脊椎健康對策……107

第六章 健康人生自「脊」來……110
◆不追求健康，不會擁有健康……111
◆求醫不如求「脊」……112
◆長短腳無解？……113
◆脊椎滑脫一定得開刀？……116
◆椎管狹窄的迷思……118

第七章 健康到老，無病善終……122
◆要病榻纏綿，還是老而彌堅？……123
◆儲存健康的老本……126
◆台灣老人臨終前臥病達七年！……127

Part 3

知脊知彼，樂活到老

第八章 十二種脊椎自我檢測法……132

◆肩關節活動度測試 ◆肩胛帶柔軟度測試 ◆股四頭肌柔軟度測試

◆胸椎活動度測試 ◆骨盆帶功能測試 ◆腿後肌群柔軟度測試

◆股四頭肌肌耐力測試 ◆原地踏步測試 ◆雙腿抬直測試 ◆平衡測試

◆仰臥起坐測試 ◆髖部屈肌測試

◆檢測與加強項目對照表

第九章 修復身體從脊開始——強背運動……158

◆解決千年酸萬年痛，從此脫胎換骨

◆人人都該做的全民運動

◆骨盆傾斜運動

◆抱膝直腿 ◆蜷曲運動

◆山峰山谷運動 ◆側舉運動 ◆側向伸展

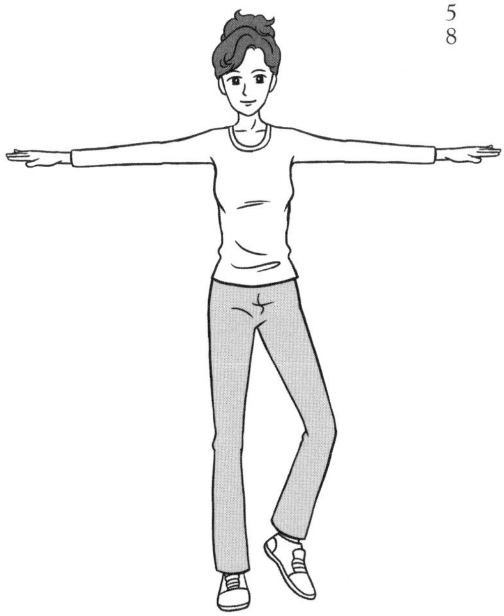

Contents 目錄

第十章 對症強化的脊椎運動——功能訓練……176

◆側躺畫圓 ◆展翅飛翔 ◆腿後伸展

◆俯臥交叉上舉 ◆股四頭肌伸展 ◆蹲舉

◆樹式 ◆捲體向下 ◆屈膝捲腹 ◆弓箭步伸展

學員見證分享

◆我終於知道酸痛的問題出在哪兒了……198

◆五個月不能彎的膝蓋，竟然可以蹲下了……199

◆重拾多年的籃球夢……200

◆投資報酬率最高的一堂課……201

◆解決長短腳問題，讓我美夢成真……202

◆肥胖、久坐、視差大造成的姿勢性疼痛，從此Bye Bye……203

◆塑身兼治失眠……204

◆上課才一週，小腹就變平坦……205

〔附錄〕二十一天脊椎健康計畫手冊

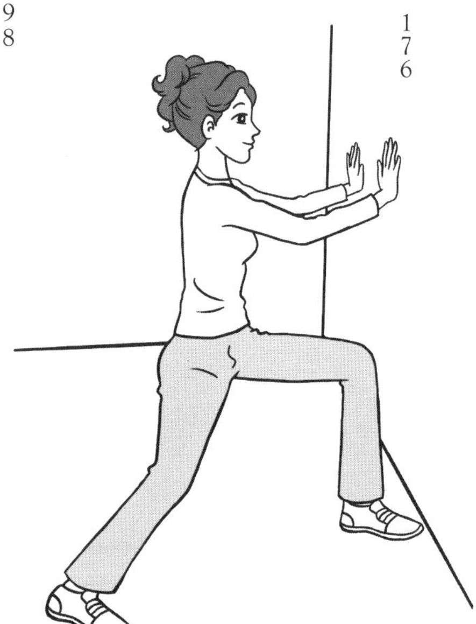

前言

椎心之痛，推脊及人

「老師好健康又有活力！」很多上過我課的學員都這麼說，但其實我曾有黑暗痛苦的時光。

十九歲那年我從三樓摔下，脊椎壓迫性骨折，臥床數月不能動彈，人生從彩色變黑白，之後的復健更是辛苦。然而，我靠著毅力重新站起來，人生從黑白頁再翻回彩色頁。

命運很奇妙，雖然我自助自療恢復脊椎健康，但從未想過日後從事與脊椎有關的行業，卻因緣際會成為整復師父，後來再轉行成為專業講師，以提倡健康促進、推廣脊椎保健為職志。或許冥冥之中，老天爺要我以自身經歷過的「椎」心之痛，推「脊」及人。

武林高手摔成鐵架人

我自小就懷抱武術夢，小學時我捧在手上的課外書，不是武俠漫畫就是武俠小說，那時正是古龍的年代，他的武俠小說大量搬上大銀幕及小螢幕，讓我更為嚮往成為擁有一身好功夫的俠客。我到書店買書自習武功，每年寒暑假回花蓮外婆家，就跟著鄰居一個也熱愛武術的大哥哥練武。國中畢業後，我就讀黎明工專（現已升格為黎明技術學院），加入學校的武術社，幸運的在這裡遇到我學武路上的第一位明師：林劍虹老師。

劍虹師父是台灣武術界赫赫有名的洪拳名師。跟隨師父習武一段時間後，我遵循古禮，下跪跟師父磕頭並遞上拜師帖，正式成為師父入門弟子。那時，我幾乎天天到老師的武館報到，寒暑假也不例外。師父教的基本功，每一招每一式我都反覆琢磨苦練。不貪多，穩紮穩打的學習方式，我成為師父的得意門生之一。而我跟師父的感情，更可用武俠小說中「一日為師、終身為父」的江湖師徒情來比擬，沒有師父當年收我為徒，就不會有現在的我。

黎明工專武術社在師父用心帶領下，參加校外的武術比賽年年得獎，我也在一次又一次的武術競賽中奪得獎項，打出自己的一片天。沒想到，十九歲時的一場意外，讓自信滿滿的我瞬間跌落谷底。

那年年終掃除，我和同學一起拆卸玻璃準備清洗，我將腳跨出窗台外，一瞬間，我不慎從三樓窗台摔至一樓。可能是習武的關係，墜樓瞬間我本能將身體打直，墜下著地後再倒地，腳跟因此裂傷嚴重，整塊脂肪墊都露出來（腳跟的皮膚和骨頭中間有一層密度極高的脂肪墊）。我沒有摔昏，但幾乎痛昏！

同學緊急叫救護車將我送到台北榮總，我四肢關節嚴重挫傷、右手骨折，但最不妙的是脊椎壓迫性骨折。脊椎骨折不能完全排除癱瘓的可能，醫師不敢掉以輕心，巡房時都會刮我的腳底看我有沒有反應。他說，如果你一覺醒來，發現腳趾頭不能動，就是癱瘓了。醫師這番話讓我十分恐懼，我才十九歲，如果一輩子癱瘓在床，後面的人生怎麼辦？我的父母會多難過？我每次睡醒，都先測試腳趾頭能不能動，還好，每次都能動！

醫師頻頻說我的運氣非常好，好萊塢電影《超人》的男主角克里斯多夫李維只是墜馬，但因為身體斜著摔下來，撞擊的角度讓脊椎嚴重受傷導致癱瘓；我當時摔下來的建築因為挑高，三樓比一般住宅的三樓要高，醫師說，從這樣的高處摔下來，不少人直接摔死，不然就是四肢癱瘓或半身不遂。我沒有摔成癱瘓，真是老天保佑。

漫漫復健路

當時我右手嚴重骨折，一個月內開了三次刀；而脊椎壓迫性骨折，因為二十多年前還沒有打骨水泥把脊椎填滿的技術，我只能臥床不動，等它慢慢癒合。日日夜夜，我睜開眼看到的都是病房的天花板。

在病床上躺了近兩個月，醫師告知我可以打石膏坐輪椅了，我幾乎喜極而泣。當時我第一件事，就是請媽媽把我推到窗戶邊，讓我看窗外的世界。

我的病房在十幾樓，臨窗可以看得很遠，我看著窗外的藍天跟白雲，看著陽光穿透玻璃照在地板上，我開始掉淚，心情很複雜。一方面，我對爸爸媽媽很愧疚，我受傷住院以來，他們身心備受煎熬；另一方面，我感恩老天爺讓我活了下來，讓我還有機會直立看世界，當時我心裡一直說：「謝謝老天爺、謝謝老天爺、謝謝老天爺……」

從躺到坐，往前邁了一大步，但在這一步又停留了兩個月。腰部到骨盆打上石膏，不舒服的程度可想而知，我咬牙忍耐，只求脊椎趕快好起來。剛打石膏時，石膏跟身體是密合的，之後石膏與身體的空隙愈來愈大，因為長期沒有運動，肌肉萎縮，我瘦了。

兩個月後鋸開石膏，換鐵衣登場，此時醫師允許我練習站立，但洗澡時拿下背架，沒了支撐力，我還是沒辦法站著洗，得坐板凳靠著牆，洗好還要趕快把鐵衣穿上，不然站不起來。

穿了一段時間的鐵衣後，換穿體積較小的背架，出院後，我還得依賴背架才能行動。我很沮喪的發現，只要不穿背架，我的腰就有快斷掉的感覺。我向醫師求助，醫師表示能做的都已經做了，我能恢復到這樣已經很不錯了。醫院給我脊椎損傷相關社團的電話，讓我去尋求心理的慰藉與支持。

無法再隨心所欲「使喚」身體，成為武學家的夢想也破碎，深深的絕望籠罩著我。

由於這場墜樓意外，我不得不辦理休學。出院後，劍虹師父怕我悶在家裡胡思亂想，要我去武館幫他泡茶，於是我天天到武館報到。

自助自療，東山再起

再次踏入武館，眼前師兄弟練拳練得虎虎生風，我血液中的練武因子蠢蠢欲動。我好想下場練拳，但我的身體做不到了。

我記得當時有一本教授彼拉提斯的書對我影響很大，可惜書已遺失，書名也不記得了。書中第一頁有一段話，大意是「你不管受到什麼傷害或磨難，除了接受事實之外，你還應該去做你能做到的部分，盡所能做到最好的自己」，這段話深深觸動我。或許是自小習武培養出的堅韌吧，消沉一段時間後，我告訴自己，不能服輸，更不能放棄。既然脊椎受傷已是不可能改變的事實，我就應該去做到自己所能做到最好的地步！

我開始思考，我可以做些什麼讓自己更好？如何在不那麼痛的情況下鍛鍊身體？

首要之務，我得做到不靠外力站立，或許可以藉由簡單的運動慢慢恢復身體機能。我選擇我熟悉而且有把握的領域開始，先練不會動到脊椎的基本功。我穿著背架進練武場，試著躺下練習抬腿，以及扶著牆壁前踢後踢，把能夠練的動作都拿來練。

除了在武館「復健」，我也開始練習彼拉提斯書裡教授的強背運動，練了兩週後，我感覺身體比較有力氣了，原本洗澡必須坐在小板凳的我，一個月後可以不穿背架站著洗澡了，再一個月後，也可以進練武場蹲馬步！

武館在我心中等同另一個家，過去，這裡總是能安頓我的身心、撫慰我的挫折，而這一次，我也在這裡重新站起來。

我的進步讓我自己、家人、師父都相當驚喜，連醫師也難以置信，這對我鼓舞很大。我持續不輟按表操課，並設定目標：我要拿到隔年全國大專盃武術比賽的冠軍，我要東山再起！

我做到了，隔年我真的拿到這項比賽的冠軍。之後適逢救國團甄選中華民國青年友好訪問團成員，我報名參加甄選，憑著一身功夫「打」進青訪團，是我們學校唯一入選的學生，並在一九九一年暑假出訪美國、加拿大及巴哈馬等國家，巡迴演出近兩個月。雖然期間很忙很累，但我甘之如飴，因為當我還需要仰賴鐵架支撐身體時，絕對想不到自己能有這一天！

跟隨張敦熙老師學太極

五專畢業後，由於想持續走武術這條路，我報名大學插班考試，以榜首考上文化大學體育系國術組，在文大國術組雖然如魚得水，但考量畢業後的發展，入學一年後我選擇休學。然而就在這一年，我遇到學武路上的第二位明師：太極名師張敦熙。

敦熙老師啟發我對太極的興趣，休學後我依然跑到老師木柵的住處，繼續跟老師討教，甚至退伍後還持續多年，跟隨張老師學習。老師在國術界桃李滿天下，沒想到老師在他編著的《太極拳研究一得紀要》一書中，也將我列為得到他真傳的得意門生，讓我受寵若驚。

太極拳的訓練如尾閭中正（收小腹將骨盆處於平衡位置）、頂頭懸（想像頭頂有一根繩子將自己往上拉）等姿勢要求，養成我對脊椎力學的體認，最終發展成為我現在教學的姿勢認知核心技術。學習太極拳有脊椎健康的生活應用，是我當初始料未及的，回想起來，特別感念張敦熙老師。

習武對我影響深遠，不只是身體上的鍛鍊，更重要的是品格的養成。武術透過身體及精神追求自我實踐、磨練心性，養成我堅韌的性格，以及武術家應有的「氣度」跟「態度」，潛移默化的作用，讓我面對人生的每個階段，都懷抱著一股不畏艱難、正向積極的力量。

這段自助自療的過程，不但使我重建自信，更重要的是我領悟出武術家前輩——意拳大師王薌齋所說的：「一法不立，萬法不容」，意為學習若是沒有心領神會、掌握核心，所有的方法都容納不了，例如武術中最基礎的馬步正拳，如果沒有掌握精髓，之後發展出的動作都會是錯的。

就像有人可以打很多套拳，但基本步伐歪歪扭扭，以致打拳的腳步、身體的動作都不對，在這種情況下，即便他會很多拳法，看起來也打得很好，但實際上是花拳繡腳不堪用。唯有掌握基本動作與原則，才能發展刀槍劍棍等更多的方法與技能，否則學習將是空的。

這樣的體認讓我在學習任何知識領域，例如我擅長的脊椎力學、演說技巧等，都會試圖探尋出最核心的部分，並從核心部分去加以應用、發展。

因緣際會成為整復師父

退伍後，劍虹師父要我去主持他在台北市忠孝東路四段新開的武術學院。我的學生以成人為主，還有不少老外，不過因為缺乏成本觀念，也不懂宣傳行銷，一年半後學院關門。我憑藉之前在武館學得的少林傳統傷科功夫，轉戰中醫診所當起推拿師父。

傷科屬於中醫的一支，專門治療筋骨肌肉及肢體方面的受傷與疼痛，也就是民俗療法中通稱的「跌打損傷」。傳統國術館多半附有傷科治療，因為習武的人常傷筋動骨，學習傷科以備不時之需，自療之外也為有需要的民眾服務。早年國術館門口插一把關刀，就表示有治療跌打損傷。

劍虹師父的武館除了教授武術，也傳授入室弟子們推拿、整復、包紮、接骨、人體穴道……等手上功夫。我拜師習武後即開始接觸傷科，年紀輕輕已經有一定功力。到中醫診所工作後，一天看幾十個病人，工作內容是為病人壓、按、推拿、包紮、熱敷，很費力，第一天上班就累癱了，雙手酸到舉不起來。

後來有個機會，我到大陸南京中醫學大學進修推拿氣功師研究班進修，吸收中西合併的醫學知識，還進行完整的大體解剖研究。我雖然沒有西醫復健科體系背景，卻因這段訓練歷程，讓我在人體結構、解剖與力學領域有不同於其他專家的深度與廣度。

結業回來後，中國醫藥研究所專為民俗療法從業人員開設的進修研究班，聘請我當整復學教師，授課老師們各有不同專長，我從其他資深老師身上學到很多很棒的東西，就在這個階段，我跟隨整脊名師張恆華老師學習「動中求正」的整脊手法。

西醫對脊椎疾病主要放在症狀跟疼痛治療，而墜樓受傷自助自療的經驗，讓我一直想涉足脊椎矯正這個領域，探究如何從根源解決問題。學會整脊後，我在中醫診所的工作逐漸以整脊手法為重心，同時不斷進修精進自己的整復專業，包含學習各種美式脊椎矯正技術。

整脊講究手法與手感，因為有武術根基，因此我的手感很好，加上張老師的指導，讓我的動作精準、技術純熟。而且我一向願意耐心傾聽病患訴說身體不適之處，與病人溝通良好，病患蜂擁而至，三十多歲時已是小有名氣的整復師父。我服務的診所每天門一開，病患已排成人龍，我就這樣累積了超過四萬人次的整復經驗。

老病人的當頭棒喝

二〇〇三年，在我的聲譽與收入達到個人巔峰時，我做了一個跌破眾人眼鏡的決定：放棄累積三十多張證照的高薪整復工作，轉行當講師推廣健康觀念。這是我生命中最重要的一次轉彎，而起因是一場震撼的生命教育！

有一段時間，我固定到一家安養院當志工，為院裡的老人家做簡單的復健。就在那裡一間瀰漫藥味與尿味的房間裡，我驚愕的發現躺在床上的老奶奶，是我以前的老病人。她八十歲了，由於髖關節骨折，喪失行動能力，只能躺在床上。長久臥床使她的四肢蜷曲僵硬，關節硬化，拉都拉不開，而且糖尿病讓她的褥瘡傷口難以癒合，掀開紗布，大腿傷口處看得到白白的髖關節韌帶，最慘的是她因為椎管狹窄（一種老人家常見的退化性疾病），下肢長期酸麻，不斷呻吟哀嚎。

這位老奶奶以前來看診時都會帶點心慰勞大家，診所員工都好喜歡慈祥和藹的她；但她住進安養院後，卻因為「很吵」而不受安養院員工歡迎，認為她麻煩又難搞，但這是因為她很不舒服啊。

那個場面讓我震驚又難過，為什麼曾經長期找我整復的患者，不但沒有維持健康，還衰弱到令人不忍卒睹？那天離開安養院後，我反覆思量我的工作究竟意義何在，這才察覺，我的一手好技術並不是真正在幫助患者，只是暫時處理他們的症狀及疼痛，並沒有真正解決症狀的成因。我幾乎可以預見，不願意改善不良生活習慣的患者，老了之後會是什麼樣子。

我其實是在製造一群依賴我的人，對我愈依賴我的病患，晚年越淒慘。當我意識到這個事實後，對自己的工作產生了質疑。我既然信仰自助自療，怎麼能變成讓病人依賴的醫治者？或許我該做的，是成為教導社會大眾自助自療，做好脊椎保健的專家，而不是「症狀治療」的醫者。但我該如何達成目標？我想，成為講師、四處演講是很好的方式。

跌跌撞撞的講師路

剛開始，我鎖定企業界做為推廣起點，一來因上班族容易有腰酸背痛的問題，二因他們比歐吉桑歐巴桑容易接受新觀念。我開始減少看診時間，努力寫教案，將所學所知化為文字，希望透過演講，告訴大家如何勞逸結合、如何在家自己鍛鍊強健脊椎。

但怎麼接觸企業界？沒有門路的我於是向坊間購買企業名單，也學習使用電子郵件，依名單上的公司行號一家家寄信，結果當然石沉大海，沒有人理我。

不順利，我並不氣餒，我想可能是我的東西不夠吸引人。為了達成理想，我破斧沉舟中止整脊事業，窩在家埋首伏案。我最痛苦的一段時間是積蓄用盡，有好幾個月時間阮囊羞澀，窮到借錢度日。沒想到山窮水盡時，柳暗花明了。我之前武術學院的太極拳班學員、知名作家陳艾妮找我，表示想幫我出版脊椎保健的DVD，之後有幸與華視主播崔慈芬合作出版《搶救腰酸背痛——職場人的健康管理》一書，還出版了兩集《腰酸背痛不再來》DVD。接著，一家專門安排演講的企管顧問公司找我合作，為我安排演講，同時推廣書籍跟DVD。

就這樣，我展開了講師生涯，歷經上課進修、充實技能，以及國內外大大小小演說的磨練，加上幸運的獲得中華華人講師聯盟許多講師前輩提攜，我成為能站在講台上面對千人侃侃而談的專業講師。如今演說經歷超過三千場，不但經常受邀在海內外演講，更在二〇一四年參加兩岸三地最嚴謹及具公信力的「中國培訓——我是好講師」大賽中，與來自十二大賽區的一萬零兩百六十八位講師競爭，最後在北京榮獲大會最高榮譽「中國三十強講師」頭銜。

創業圓夢

二〇〇三年，我遇到健康促進領域的明師——百略醫學集團創辦人暨董事長林金源，他邀請我到該集團新成立的健康促進教育機構——康適幸福任職。我也逐漸明白，我想做的事可以總結為「健康促進」四個字。

當時，我的演講工作仍同步進行著。脊椎保健這個題目，醫師來講通常談的是病症、疼痛與治療；我則從生活出發，扭轉大家錯誤的觀念，建立正確認知、提供實用知識，加上我有脊椎受傷自療痊癒的經驗，現身說法極具說服力，每次演講，現場都反應熱烈。但我最關注及在意的是，大家回去後是否在生活中落實所學。我調查後發現，回家後真正練習的人不到十％。我不斷思索如何突破這個困境。

最後，我終於確認了自己的目標：開辦一家健康促進機構，全方位推廣脊椎健康理念。

二〇〇九年八月，我和擔任體適能教練的愛妻李苑玲攜手創業，陸續招募幾位優秀又當責的夥伴，有了團隊力量為後盾，我不再單打獨鬥。我們將公司定位為：「引領人們身體力行的健康促進機構」，從健康促進觀念的推廣，脊椎功能檢測、相關課程以及開發人體力學設備等，為人們創造健康的價值，同時希望解決民眾過度依賴醫療的社會問題，目標是協助人們有意願及能力創造自己的健康。

一路走來，一步步圓夢，思及十九歲意外墜樓的「椎」心之痛，或許，當年老天爺讓我摔下樓，就是為了讓我成為今天「推脊及人」的我！

Part 1

懶骨頭，脊所不欲

人體的脊椎共有七節頸椎、十二節胸椎、五節腰椎、五節薦椎以及尾椎骨，是支撐身體的重要構造，從脊椎的俗稱為「龍骨」，就可以知道它的地位及份量。

大多數人知道脊椎若遭受嚴重外力撞擊可能造成身體癱瘓，卻不知道自己生活中習慣性的壞姿勢，正滴水穿石般破壞我們的健康與儀態。懶骨頭正是「慢性謀殺」脊椎健康的元凶，從輕微的肩頸酸痛、腰酸背痛開始，逐漸演變脊椎側彎、高低肩、長短腳、五十肩、頸椎早衰……。

懶骨頭，「脊」所不欲，生活型態就是健康狀態，你要創造健康，還是創造症狀？

第一章

你的生活型態，就是你的健康狀態

「一邁入二十年華便迫不及待蹬起高跟鞋，以勝利的姿態宣告成年。時光飛逝，二十多個年頭就這麼過了，原本婀娜多姿的體態已成彎腰駝背，活脫脫就是社會記者筆下形容的老嫗了。長年腰酸背痛，讓我幾乎時時刻刻坐立難安，已難細數究竟經歷了多少個刮痧拔罐針灸按摩推拿的師父了，近年的休閒活動也淪為在SPA或養生會館之間流連。但短暫的紓壓無法解決經年的勞損，而長期的痼疾更不能獲得立即的效果……」

這是我脊椎研習課程的學員寫給我的信，她經年累月肩頸酸痛加上腰酸背痛，苦不堪言，為什麼會這樣？信的一開頭已經寫出其中一個原因，沒錯，就是高跟鞋。但一個人會腰酸背痛到坐立難安，不會是單一因素，穿高跟鞋只是「禍首」之一，究其根源，不健康的生活型態才是主因！

肩頸酸痛、腰酸背痛雖然不像高血壓、糖尿病，有危及生命之虞，但跟「牙痛不是病，痛起來要人命」一樣，大大影響生活品質，以前多是上了年紀的人才會出現頸椎退化、脊椎側彎、骨盆歪斜、五十肩、長骨刺……等各種症狀，但現在這些毛病的患者年齡層大幅下降，「酸痛族」人口多到令人咋舌，酸痛已成現代人的一種文明病。

羅馬不是一天造成的，腰酸背痛、肩頸酸痛等各種酸痛問題，也不是一天形成的，造成各種症狀的不是你的年紀，而是你怎麼過日子！像寫信來的這個學員，不到五十歲，卻覺得自己已老態龍鍾。

為什麼貓狗比較不容易長骨刺？

在老一輩觀念中，他們從年輕操勞到老，所以年老時身體退化，腰酸背痛是自然也正常的，他們對現在的年輕人並沒有過度勞動，卻已經這裡酸那裡痛，著實難以理解。

「老了」只是腰酸背痛其中一個原因，如果年輕時、甚至自小就不注重保護脊椎，隱性傷害長期累積，「時間到了」就會出現各種顯性症狀，而這個「時間到了」，未必是「年紀大了」！

以骨刺來說，過去骨刺患者的確多是老年人，因年歲漸長、脊椎老化，不免長出骨刺，但現在長骨刺已非老年人專屬，姿勢不良的年輕人、愛穿高跟鞋的女性，都會因脊椎受壓迫而長骨刺。

我常在演講及上課時詢問聽眾及學員，有沒有想過，同為哺乳類動物，人類有脊椎，狗跟貓也有脊椎，為什麼人類容易長骨刺，貓狗比較不容易長骨刺？（動物比較不容易長骨刺只是一種概略性說法，事實上腰身較長的狗如臘腸狗、西施狗等，也有長骨刺的困擾。）每次拋出這個問題，得到的答案都五花八門，有人說因為貓狗常啃骨頭有充分鈣質、有人說牠們不時伸懶腰做伸展運動、有人說牠們不用打電腦、有人說因為人類兩隻腳狗貓四隻腳，賓果，最後一個答案對了！

有句玩笑話這麼說：「直立是人類最大的特徵，橫躺則是不變的結局」，道出人類與其他動物結構上最大的不同點。人類經過漫長的演化，最後終於擁有直立的脊柱，前兩足進化為雙手，能夠站著活動，但由於地心引力的關係，頭的重量會往下壓到頸椎，身體的重量會壓到腰椎，而狗跟貓像桌子一樣有四隻腳，背部朝天，頭不會壓到脖子，身體的重量分攤到四隻腳，所以相較而言，人類脊椎負荷大。

正因為脊椎負擔大，有學者及醫師從人體結構的觀點，提出一種似是而非且消極的說法：「腰痛是人類必然的、逃脫不了的命運」，理由就是人類上半身的重量都落在腰椎上，腰椎除了支撐上半身的重量，還成為軸心協助上半身做各種轉動的動作，因此長時間使用後，酸痛與退化是必然的。

從力學作用的角度來看，這麼說好像沒錯，但這等於承認人類的身體還沒有進化到能夠直立運作的程度就用兩條腿行動，導致脊椎受累，造成腰酸背痛。

但事實非如此，腰痛雖然是人類獨有，並不完全是結構問題，人類由於大腦日漸發達，在生活型態與功能改變的同時，體型也隨之改變，因此，擁有直立身姿的人類，只要姿勢正確，脊椎支撐功能絕對能滿足日常活動所需，腰酸背痛絕非人類直立的代價與宿命。

姿勢不良，生活習慣病就上身

建立全球第一家整骨療法學校的美國外科醫師安德魯・泰勒・史迪爾（Andrew Taylor Still，一八二八～一九一七），是第一個提出骨療學理論與實踐的醫學思想家者，他許多重要的骨療學理都深深影響後人。他強調身體的整體性，更注重結構與功能間的相互關係，史迪爾醫師篤信「結構控制功能、功能影響結構」。

以峇里島的農民為例，到過峇里島旅遊的觀光客，都看過島上農民頭頂重物的畫面，重達十數公斤的農作物放在頭頂，還能維持平衡行走如常，令人直呼「好厲害」。從力學觀點而言，頭頂重物會嚴重傷害脆弱的頸椎；但依據史迪爾醫師的理論，人體為了適應頭頂重物這樣的功能，頸椎結構與排列勢必會在最適當的位置，頸部肌肉也會因漸進式的鍛鍊而日漸強壯，以發揮最大功能。我曾親自走訪峇里島當地居民與醫師，得知當地人幾乎沒有頸椎疼痛或頸椎相關毛病，證明了史迪爾醫師理論的正確性。

峇里島農民頭頂重物走路一點事都沒有，但在進步國家，許多「英英美代子」的現代人，卻動不動就全身酸痛，問題在於生活型態。

當一個人脊椎的功能出了狀況，將導致身體不平衡，進而產生酸痛症狀，而身體不平衡通常不是單一動作所致，而是生活中一系列不良姿勢造成的。在日常生活中，我們不是站、就是坐、就是走路、就是睡覺，以脊椎這個面向來說，行、立、坐、臥這四件事構成我們生命的運轉，行立坐臥的姿勢攸關脊椎健康。

換言之，我們的生活型態決定了脊椎的健康狀態，不良姿勢將帶來「生活方式病」。

以前農業社會，人們日出而作、日落而息，沒有電視、電腦、沙發、彈簧床、高跟鞋，人們坐木頭椅睡木板床，穿平底鞋甚至打赤腳，那時候的人並不像現代人多為腰酸背痛所苦，但工商社會的筋骨酸痛卻是人們的通病。

人體結構並不會因農業社會或工商社會而有所改變，然而這兩種社會的生活型態卻大不同，癥結就在這裡。

現代人日子過得很舒服，出門有交通工具代步、上樓有電梯搭、進門有空調吹、腳酸了有沙發坐；但現代人日子也過得很辛苦，上班裝備多，又大又重的包包把肩膀都壓垮了，在電腦前一坐就是一天，打電腦更是打到眼澀手麻背痛。

日子太舒適了，人就成了懶骨頭，上班太辛苦，下班後也變成懶骨頭，於是行立坐臥姿勢都不對，脊椎各種毛病接踵而來。

行立坐臥姿勢大檢測

不好的姿勢如何傷害脊椎，讓我們從「頭」說起。

頭擺錯位置，頸椎當然出問題

一個人頭部的重量大約是自身體重的十分之一至十三分之一，以成年人而言，頭部約有五至七公斤重，同等重量的東西拿久了手會酸，頸椎承擔這麼重的頭，多數人想當然爾，長時間下來頸椎當然「凍未條」。但如同前面所言，人類進化到可以直立，有它的道理跟條件。當我們身體打直，頭部擺在正確位子上，就算在頭頂上再加個二十公斤，像峇里島的農民這樣走路，頸椎都不會出問題，可是現代社會多數人都把頭擺錯位子，才造成頸椎狀況連連。

什麼叫「把頭擺錯位子」？我們來親身體會一下：在椅子上坐直身體，然後仰頭看天花板，是不是覺得頭的重量都壓在彎曲的脖子關節上？這個姿勢讓頸部關節受壓、肌肉緊繃、血液循環不良，呼吸跟講話都覺得困難，非常不舒服。但我看到的男男女女、老老少少，幾乎都用這種姿勢吃東西、聊天、打電腦、看電視……，長此以往，頸椎不出問題才怪。

一定有人提出異議反駁，誰沒事會一直仰頭？沒錯，日常生活中沒有人會長時間仰頭看天花板，但類似的姿勢卻時時以另一種方式出現。**很多人喜歡坐在沙發上邊看電視邊吃東西，食物放在沙發前的茶几上，茶几比餐桌低，必須身體前傾才吃得到東西，此時要看電視，不抬頭是看不到的，於是這個人的姿勢就是：坐在沙發上身體前傾（駝背）、抬頭下巴凸出。**

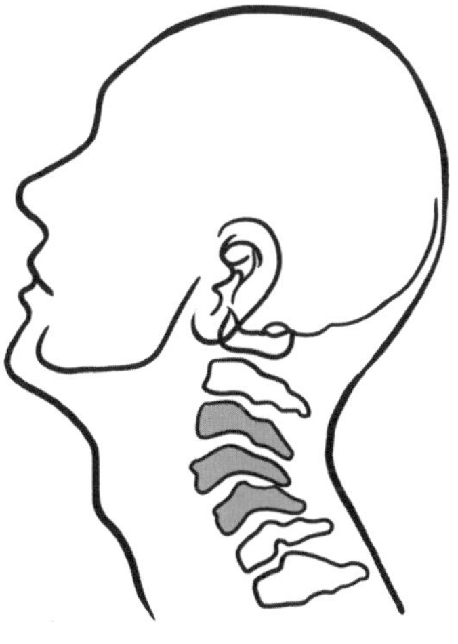

▲長時間脖子後仰，會使頸部關節受壓、肌肉緊繃、血液循環不良。你是否就常用這樣的姿勢進食、打電腦或看電視？

照一張X光片就可以看出，這個姿勢對頸椎造成的壓迫，跟仰頭看天花板是相同的。

想一想，你上班打電腦時、在家邊邊看電視邊吃東西時，是不是都是這樣的姿勢？所以，別以為只有仰頭看天花板才會傷害頸椎。

還有很多人不只坐下來駝背，走路及站立也駝背。

當一個人挺直身體走路，視線會自然而然看著正前方；但駝背的人因為頭往下垂，視線也是往下的，走在路上時為了有比較高的視線看前面，一定會「抬頭、下巴凸出」；站著不動時更糟，不只駝背，還凸小腹，若要與人交談，也必須「抬頭、下巴凸出」。

「駝背、抬頭、下巴凸出」是駝背族每日必奏的三部曲，但這是荒腔走板的曲調，頭部長時間擺在錯誤的位子壓迫頸椎第六節及第七節，能不出問題嗎？

坐臥不當，腰酸又背痛

放錯位子的頭傷頸椎，歪斜的身體傷腰椎。

我在演講時常問聽眾的另一個問題是：站著與坐著，哪一種姿勢腰部的負擔比較輕？

多數人都以為坐著比較輕鬆，然而科學研究的結果，坐下時腰部的壓力反而大，因為坐著時雙腿雖然得以休息，但腰椎還是得「工作」，得負荷身體重量，如果坐姿不良，對腰的擠壓比站立時還大。

偏偏行立坐臥這四件事，「坐」占去大多數人每天最多的時間。曾有統計指出，上班族每天坐在辦公桌前的時間平均超過十小時；此外，三餐坐著吃、開車坐著開，晚上回家坐著看電視、上網，連假日與朋友相約聚會，從吃吃喝喝到看電影唱KTV，統統都坐著，對脊椎的傷害不言而喻。

不良的站姿跟坐姿，都會導致腰部側面至大腿內側的腰大肌緊縮，長時間下來，就會出現腰酸背痛的症狀。穿高跟鞋走路更會多好幾重傷害：由於腳跟被墊高了，身體重心會前移，改由前腳掌支撐，不但踝關節穩定性變差，容易扭傷腳踝，連鎖效應還有膝關節磨損退化、骨盆前傾、腰椎過度彎曲等。

到了晚上睡覺，脊椎總可以休息了吧！NO、NO，如果你的睡姿也不良，脊椎就必須繼續忍受折磨。

有駝背習慣的人很難平躺仰睡，因為平躺腿伸直，腰大肌就緊縮，力學作用讓腰部朝天花板方向拉高，會感覺腰部懸空很難受，相對來說，側睡或趴睡就舒服多了。

但很多人因枕頭高度不夠讓頭部下滑，變成耳朵靠著肩膀睡的姿勢，雙腿彎曲則讓臀部歪斜，往往一覺醒來發現落枕了，然後膏肓（背部肩胛骨內側靠近脊柱的地方）也不舒服，年紀再大些還可能手麻，不少人的五十肩就是這樣睡出來的。

如果一個人白天站著、坐著、走路姿勢都不良，晚上睡姿又差，等於一天廿四小時都在磨損他的脊椎，任憑再強健的脊椎，也扛不住這樣日積月累的傷害。

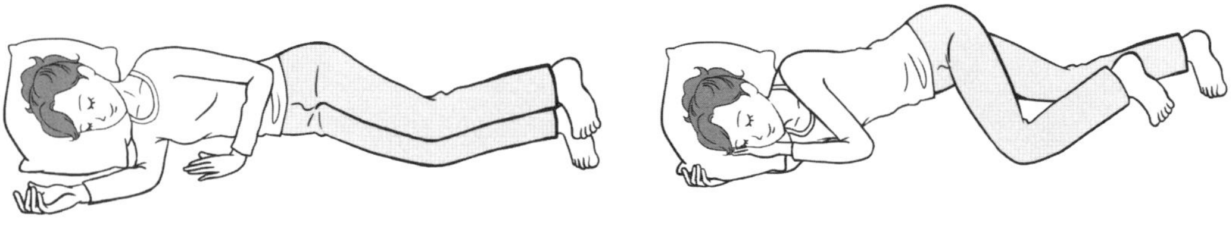

▲側睡有助維持脊椎自然的弧度，方式是身體朝右側躺，雙腿微微屈膝，雙手自然伸出（如左圖）。但如果是側趴睡的姿勢（如右圖），會令腰部處於扭曲狀態，也會使髖關節和骨盆周圍肌肉處於左右不平衡的拉伸狀態。

不良姿勢＋地心引力＝歪、酸、胖、痛

另外，大家大概沒想到，地球的地心引力，也時時刻刻都在加重不良姿勢對脊椎的傷害。

曾有位女明星在一項頒獎典禮上說：「女人過了四十歲，身上什麼東西都開始往下掉」，令人莞爾，也說明地心引力威力強大。

地心引力讓我們安穩的在地面上生活，但是當「不良姿勢」碰上「地心引力」，兩者二合一成為「宇宙黑暗無敵的邪惡力量」，地心引力反而成為傷害脊椎健康的助力，長骨刺就是這樣造成的，筋膜發炎、神經壓迫、關節磨損、駝背等，也都是這種邪惡力量作怪的結果，除了造成腰酸背痛，更帶來許多人身材以及體態上的問題，比如胸部下垂、臀部變扁變寬及外擴等。

我最常被女性朋友問到：「聽說坐太久屁股會變大，是真的嗎？」她們擔心久坐造成臀部曲線變形，答案是：「沒錯！」

臀部變扁、**外擴及下垂**，**的確跟坐太久有關**，這是一般人容易理解的，但大家不知道的是，**真正造成臀部曲線變形的元兇並非坐太久，而是不良坐姿**。

三步驟測試美臀曲線

愛美的女士可由下列的演練，了解不當的坐姿如何危害臀部曲線。

◆ 步驟一：站在一張椅子前面，雙手放在自己渾圓的臀部上（或是妳希望臀部渾圓的位置上），此時妳雙手放的位置就是所謂的「臀肌」，這裡的肌肉層包含了臀大肌、臀中肌、臀小肌等。

◆ 步驟二：挺直腰坐下來，保持脊椎直立的坐姿，如果雙手沒有被壓到，表示妳的臀肌保持渾圓，沒有變形。

◆ 步驟三：回到步驟一，但坐下來的時候，身體後傾半躺半坐，就像平常「癱」在沙發上一般，此時妳會發現雙手被壓在臀部下方動彈不得，這代表妳身體的重量壓在臀肌上，臀部原本渾圓的線條變扁了。

長久用這種如麻糬般的坐姿坐下來，美女們原本青春無敵的翹臀，將變得又扁又大又外擴，加上地心引力的作用，臀部哪能不鬆垮下垂！

長期坐姿不良，不只臀部變形，更可怕的是以下這些連鎖反應：

◆不良坐姿使臀肌受壓迫而鬆弛無力。

◆臀肌無力造成腰部彎曲角度過大，下背部肌肉緊縮。

◆腰彎過大加上下背肌肉緊縮，連帶造成小腹凸出，腹肌日漸無力。

以上三點將導致「下交叉症候群」發生，主症狀為脊椎後關節受壓、下背部酸痛，許多人常覺得仰睡時腰部有懸空感，靠牆站立時腰部的空隙大到可塞進自己的手掌，多半是這樣造成的。

如果還沒警覺、不趕快改正姿勢，後面還有一波連鎖反應：

◆延續上述的第三點，小腹凸出後將形成駝背，下巴前

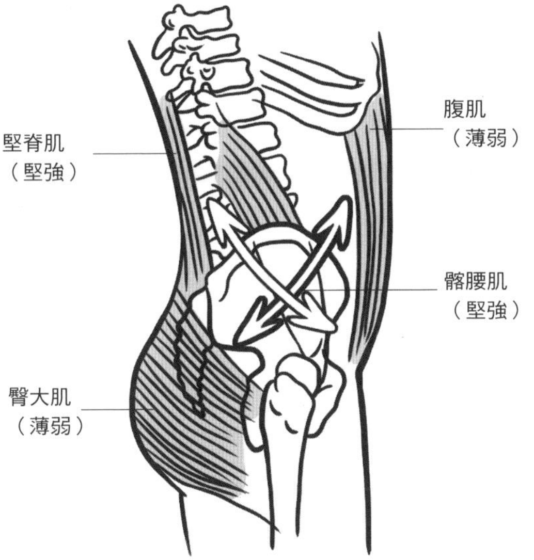

▲下交叉症候群的特徵是腰背前彎、骨盆前傾。較強（緊張）的肌肉是髂腰肌、豎脊肌，較弱（放鬆）的肌肉是指腹肌群和臀大肌。

凸，胸部下垂。

✦ 駝背使上背肌群（斜方肌）一直被拉扯而緊繃，張力過大導致筋膜發炎酸痛。

✦ 駝背也使眼睛為了要看前方而抬起頭來，導致頸部後方肌群長期緊繃，頸椎後關節受壓。

最後的結果是「上交叉症候群」也隨之而來，引發的症狀包括頭痛、頸部酸痛、膏肓痛等。這時除了各種症狀愈來愈明顯，體態也會十分難看：駝背、頸部向前、胸部下垂、腰彎過大、小腹凸出、臀部

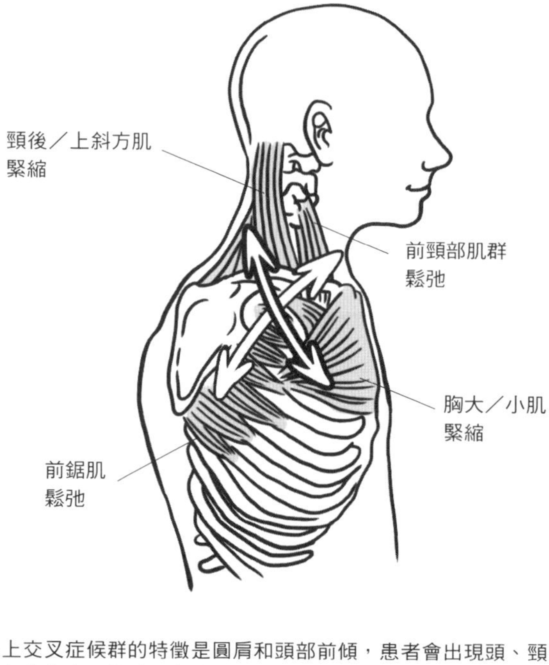

▲上交叉症候群的特徵是圓肩和頭部前傾，患者會出現頭、頸、肩痛和上背痛，嚴重還會造成上肢痺痛。較強（緊張）的肌肉是前胸和後頸椎的肌群，較弱（放鬆）的肌肉是指前頸椎和後上胸椎的肌群。

下垂外擴，整個人感覺懶散沒精神。

不良姿勢會危害骨骼健康，如果有運動習慣，稍稍還可以「拉」回來一些；但懶骨頭通常也不愛運動，「能坐就不站，能躺就不坐」，理論上，站立活動有鍛鍊腰部肌肉的作用。但現代人「坐」太多、動太少，導致臀部肌肉及支撐脊椎直立的肌肉群衰弱無力，活動量不足，益發缺乏肌肉的耐力，在結構與功能的對立衝突之下，難以避免腰酸背痛的發生。

所以別再怪工作型態讓你坐太久，也別再怪地心引力，癥結在你的坐姿，請先檢討自己是平常怎麼坐的！

留意這些錯誤的姿勢與習慣！

造成痠痛的原因總歸來說就是六個字：姿勢差、欠運動！

想一想，日常生活中，你是在創造健康，還是創造症狀？錯誤的姿勢與習慣讓我們渾然不覺地走向疾病與疼痛。以下再舉一些不良姿勢與習慣對身體的慢性傷害：

- 長期用同一邊牙齒咀嚼，臉型慢慢歪一邊。
- 長期用同一側肩膀背包包的人，肩膀出現高低肩。
- 半躺在沙發或床上看電視，臀部受壓正日漸變扁下垂。

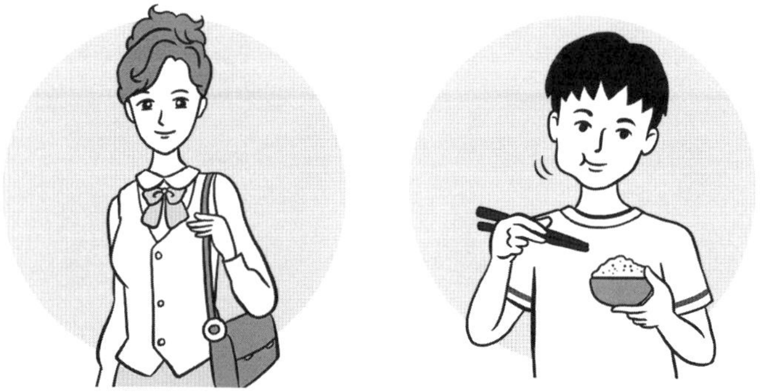

▲注意自己是否背包包只背同一側，或只用一邊的牙齒咀嚼。
這些錯誤習慣長期下來，都會對身體造成慢性傷害。

◆褲子後面口袋放厚皮夾，骨盆因此歪斜。

◆使用電腦但滑鼠離身體太遠，導致肩膀酸痛。

◆使用筆記型電腦，由於螢幕過低，導致駝背伸出下巴的姿勢讓脖子酸痛。

◆駝背站立，因呼吸短促導致胸悶。

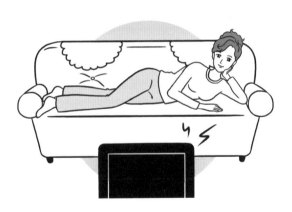

▲以躺臥、手肘撐著頭部的方式看電視，很容易造成頸椎歪斜。

第二章

三種殺手級的不良姿勢

一對父母帶著脊椎側彎嚴重的孩子來找我。孩子側彎逾四十度，家長憂心如焚，為了矯正孩子日益彎曲的脊椎，看醫師做復健、定時整脊、買十幾萬的床給孩子睡、花十萬元訂製國外進口的背架……前前後後已經花費五十多萬元，但毫無效果。

我看這孩子站時駝背凸肚，坐時則像被抽掉骨頭般整個人「軟」在椅子上，馬上知道問題出在哪！我告訴爸爸媽媽，除非孩子能改掉行立坐臥不良的姿勢，否則花再多錢、甚至手術，也無法「解救」孩子的脊椎。

從我轉行推廣健康以來，經常有民眾問我「為什麼我會這裡酸那裡痛」，上門「求救」的也不少，殷殷期盼我能為他們「妙手回春」。其實我能說的就是：從輕微的酸痛到嚴重的劇痛，不良姿勢幾乎是所有酸痛問題的成因，它導致了身體的失衡，進一步使肌肉骨骼系統功能失常。

因此，改正不良姿勢，是防治腰酸背痛的第一步，在處理自己的脊椎症狀前，我們必須先知道哪些姿勢有礙脊椎健康。我從工作中發現，有三種壞姿勢對脊椎的殺傷力最大，堪稱「殺手級不良姿勢」。

壞姿勢第一名：駝背

駝背是很多人的通病，也是脊椎頭號殺手級不良姿勢！四十歲以後如果出現頭痛、頭暈、眼睛乾澀、記憶力變差、脖子僵硬、長骨刺、胸悶、胃痛、肩膀酸痛、膏肓痛、五十肩、頸肩筋膜炎……等症狀，九成九都跟長期駝背脫不了關係。

從年輕駝背到老，將造成生命中難以忍受之痛，這個痛，不是內心痛苦的抽象痛，而是真到不能再真的身體酸痛！

在街頭常可看到身形佝僂的老人家弓著背走路，就像會動的僵屍，這即是多年駝背積習造成的，他們必須定期看醫師做復健，身上可能還戴著護腰，衣服掀開還可看到一塊塊的貼布，生活品質差。但很多人年紀不老，站姿卻像老頭子、走路也像會動的僵屍，然後自己納悶，為什麼光是逛街走路都會腰酸背痛，這就是因為站姿駝背所造成的，坐姿駝背同樣不是好姿勢。

✔ 坐姿頸部壓力覺察法

以下面的「坐姿頸部壓力覺察法」，可以讓大家實際體會，駝背坐姿會造成頸部肌肉緊繃。

一、坐直身體，想像自己坐著在量身高，眼睛平視前方。

二、當身體坐直時，雙手揉捏頸部兩側肌肉，可以感受肌肉是柔軟的。

三、放鬆身體，以駝背坐姿坐著，想像正看著前方電腦螢幕，

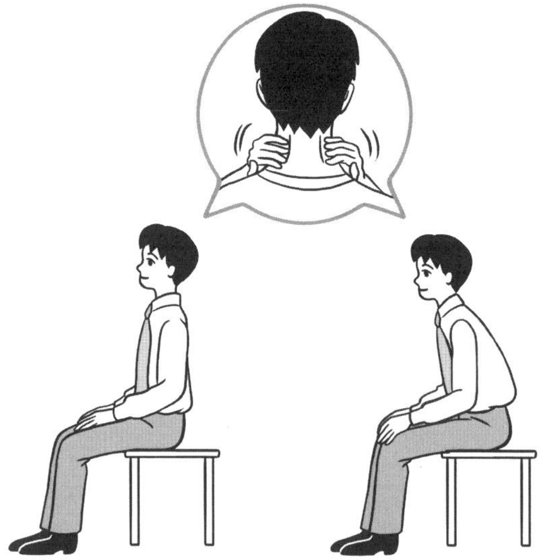

▲坐姿頸部壓力覺察法，就是分別在端正坐姿和駝背坐姿時，以雙手揉捏頸部肌肉，可以發現在身體坐直時頸椎兩旁的肌肉是柔軟的，彎腰駝背時則是緊縮且僵硬的。

因為字體太小看不清楚而將下巴往前拉，這時再用雙手揉捏頸部兩側肌肉，可以發現肌肉緊縮僵硬。

另外，駝背加蹺二郎腿也是很多人的習慣動作，這個動作看似端莊優雅，但此時揉揉脖子兩邊，會發現肌肉更硬了，顯示翹腳這個動作讓頸部肌肉更僵硬。

壞姿勢第二名：半躺半坐

第二名殺手級不良姿勢是半躺半坐，這也是對脊椎殺傷力很強的不良姿勢。我們先來做一個檢測！

找一張椅子，只坐椅面的前二分之一，想像在量身高，身體打直，眼睛看正前方，固定這個姿勢不動，然後雙手從左右兩側塞到臀部正下方找坐骨。

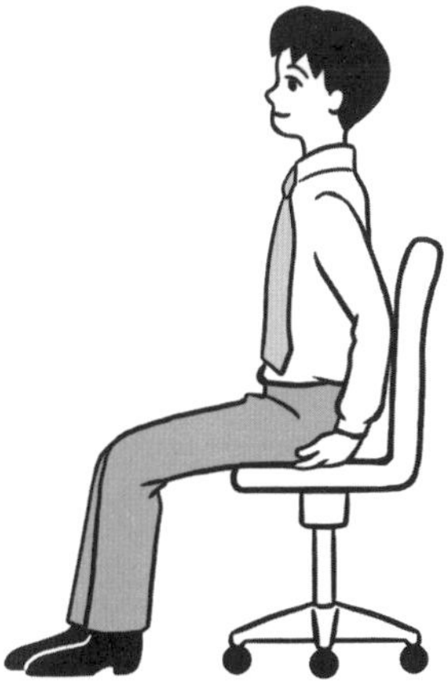

▲當身體打直坐下，只坐椅面的前二分之一，用雙手碰觸臀部左右兩邊，會摸到各有一塊硬硬的骨頭，這就是坐骨。

臀部左右兩邊各有一塊硬硬的骨頭，叫做坐骨，當身體打直坐下來時，上半身正好壓在坐骨上（坐骨之所以稱為「坐」骨，就是因為給人家坐的，常說的坐骨神經，就是指這一帶的神經叢），我們站著的時候，身體的重量由雙腿承擔，坐下來時，身體的重量壓在坐骨上，所以坐姿不正，坐骨將受傷。

台語有句俗諺是「坐得正，才會得人疼」。怎麼知道有沒有坐正？伸手到背後，沿著脊椎骨由上往下找最尾端的骨頭，這塊骨頭叫「尾骶骨」，身體打直坐正時，尾骶骨是懸空的，沒有坐到椅子上。

前一章講過，脊椎的負擔，坐著比站著大，但大多數人對脊椎保健毫無概念，無論小朋友、青少年、年輕人、中年人、銀髮族，坐下來都以自己舒服的姿勢，半躺半坐斜臥在沙發上，或是盤腿窩在床上看書看電視聽音樂，多愜意啊！但這樣坐叫做「爽到筋艱苦到骨頭」，你全身肌肉都放鬆了，但上半身的重量擠壓在尾骶骨，坐骨沒有發揮功用。

半躺半坐時，接觸椅面的不是坐骨，而是尾骶骨，壓力都在尾骶骨上。此時骨盆往後倒，上半身的重量壓在腰椎第四節及第五節的位置，這兩節軟骨長期受壓迫，往後凸叫椎間盤突出；如果往前凸也不代表安然無恙，軟骨會變扁變薄，叫「老倒縮」；久了骨頭邊緣就會增生，叫做長骨刺。

然後年紀更大時，肩頸及膏肓的酸痛會讓你叫苦連天，更嚴重的是造成「龜背」及「水牛肩」，在外觀上，這個人的耳朵不是在肩膀上方，而是「跑」到肩膀前面了，使得頸動脈內的椎內動脈受到壓迫變得狹窄。外顯的症狀則有頭痛、頭昏、眼睛乾澀、記憶力變差、脖子僵硬、長骨刺、胸悶、失眠等，有人難受到整夜沒辦法睡覺，非常痛苦。

壞姿勢第三名：左倚右靠

排名第三的壞姿勢是左倚右靠、左右歪斜，無論站著、坐著，都是歪斜的姿勢，例如站三七步，包包長期背一邊、像是美人魚般歪著坐，側靠著沙發等等，是標準的站沒站相、坐沒坐相，使身體左右失衡，造成脊椎側彎。

同樣先來做一個自我測試：雙手一上一下放到背後，看看是否能碰在一起（如下頁圖），左右換邊再試一次。

兩邊都碰得到表示脊椎ＯＫ；兩邊都碰不到的人一定很氣餒；一邊碰

得到一邊碰不到的人是不是覺得「好加在」，至少碰到一邊，但告訴大家，一邊碰得到一邊碰不到，比兩邊都碰不到還糟糕，因為你的肩膀有「高低肩」了。

想一想，自己有沒有下列的情況：

◆單肩背東西時，一邊背得住，另一邊則會滑下去。

◆女性內衣肩帶明明兩邊調得一樣長，但一邊比較鬆，一邊比較緊。

◆鞋子穿久了，一邊的鞋跟磨損得比另一邊快。

◆長褲拿去改長度，拿回來穿上後發現兩隻褲管長度不一樣，然後抱怨老闆技術差！

這些情況背後都有一個共同的原因：脊椎側彎造成高低肩、長短腳。

脊椎側彎是指人的脊椎骨彎曲成C型或S型，側彎五度以內是可容許的正常範圍，側彎五度至二十度為輕

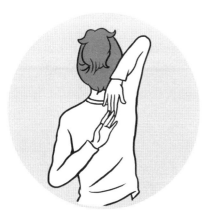

▲將雙手置於背後交握，可以測試脊椎是否有問題。

度脊椎側彎，可靠運動矯正回來；側彎二十度至四十度為中度脊椎側彎，醫師常會建議穿矯正背架；超過四十度則是重度脊椎側彎，不但全身酸痛，影響日常生活，還可能發生脊椎神經壓迫、內臟壓迫等併發症，醫師多建議開刀治療。

現代社會，每個人或多或少都有脊椎側彎的情況，差別在程度的輕重，有人不平衡的情況嚴重到閉眼原地踏步，他以為自己一直在原地，但因為骨盆明顯歪斜，他不是定向原地踏地，而是慢慢轉向地踏步，等他眼睛睜開時

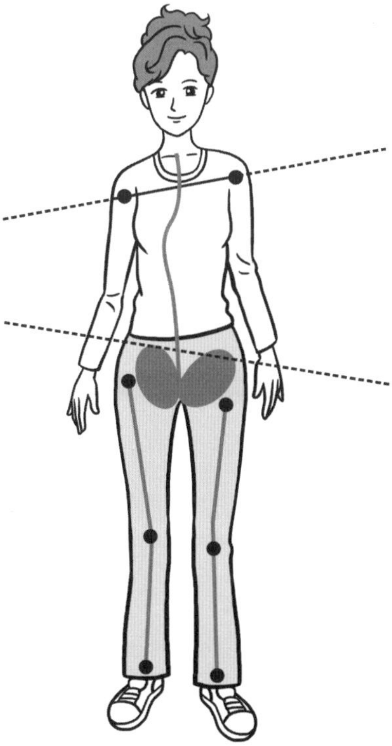

▲高低肩是脊椎側彎造成的問題之一，也會產生骨盆一高一低的現象，以及肩頸疼痛、頭痛、頸椎退化和腰痛等各種不適的症狀。

一看，眼前的景物已經不同了。

美國整脊診所有一種磅秤，可以秤出一個人兩腳分別的重量，一般我們都會以為量出來的結果應該就是自己的體重除以二，但骨盆歪斜的人，兩隻腳重量的落差可達一至三公斤，甚至還有人差到十公斤以上。

我走在路上或在捷運站等捷運時，常常看到穿裙子的年輕女性，行走時裙擺飄動的幅度一邊大一邊小，這樣的飄動感覺是歪一邊的，然後往下看她們的腳踝，走路有一邊的腳踝會晃動兩、三下，甚至連膝蓋都有不正常晃動。此時我都會想到一個畫面：洗衣機洗衣服，脫水時如果衣服擺放不平均，洗衣機就會發出「空隆哐啷」的聲響，這表示洗衣機沒能正常發揮功能。

同樣的，當一個人骨盆歪斜或長短腳，也表示他的脊椎無法正常發揮功能，甚至會影響到膝蓋與腳踝。

你的脊椎歪了嗎？

脊椎側彎會造成高低肩、骨盆歪斜及長短腳，所以我們可以從外觀觀察一個人是否有這些症狀，方法如下。

◆找一面全身鏡，身體拉直站在鏡子前面，雙手自然下垂，先看看兩手的中指比較起來是否一高一低？如果是，再沿著手臂往上看，你將會發現自己的肩膀也是一邊高一邊低，除了肩膀斜掉了，有人肩膀還會些微往內捲。

◆接下來看手肘跟腰的空隙，如果一邊比較寬，一邊比較窄，表示有骨盆歪斜的情況。

◆雙手合併、雙腳併攏，往下略為彎腰，請家人或朋友在你後面蹲下來看，如果右邊肩胛部位比較高，腰部右側也比較高，叫C型側彎；如果右邊肩胛部位比較高，但腰部是左側比較高，叫做S型側彎。

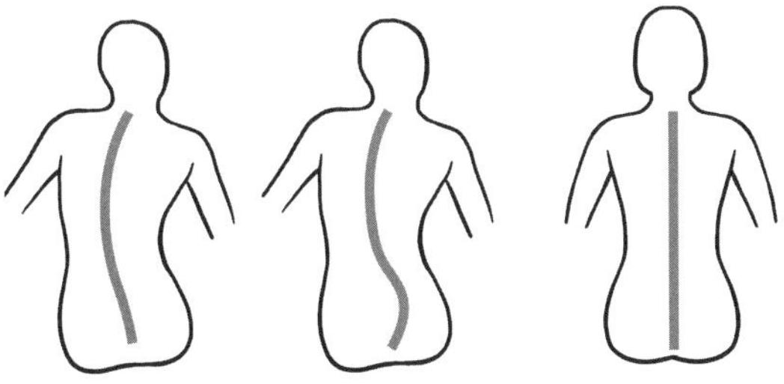

▲正常的脊椎由背面看應是成直線的(如圖右)，如果向左或向右成「C」型(圖左)或「S」型彎曲(圖中)，就是脊椎側彎。

脊椎歪斜，小痛大病來報到

想想看，當一個人骨架歪斜了，他又在這個時候運作身體，身體為了自我平衡，就會啟動「代償作用」（人體的一種保護平衡機制，指身體某部位功能失常時，會由其他相關部位代為發揮功能或平衡姿勢），並產生不平均的壓力、拉力跟張力，這些力道集中的地方，就容易產生症狀及疼痛。以下就是一些例子。

◆ 如果一個人腹肌無力又習慣駝背站立，他的腰彎會過大，當壓力集中在腰椎的關節上，很容易發生兩個情況：壓力集中在後方小面關節叫做「腰椎關節炎」；壓力傳遞到前面縱向的韌帶，會導致「脊椎滑脫」。

◆ 如果拉力在人體某部位的肌腱上，稱為「肌腱炎」，張力集中在肩背部筋膜，筋膜一直緊繃，就會引發「筋膜炎」。

◆ 當不正確的壓力在椎間盤，叫「椎間盤突出」或「椎間盤退變」或「椎間隙狹窄」，接著脊椎骨邊緣增生叫做「長骨刺」，有人壓力交錯在膝蓋，導膝蓋軟骨磨損，叫做「退化性關節炎」。年紀大了還會有肩關節沾黏的問題叫「五十肩」。

總之，人體因姿勢讓壓力、拉力、張力集中在不同部位上，就會有不同的症狀名稱，從「媽媽手」、「肌腱炎」到「網球肘」……。

有症狀去看醫師，醫師說的都是醫學上的病名，但無論病名為何，其實都在告訴病人，疼痛的那個點有不平均的壓力、拉力或張力。而這些症狀產生的最根本原因，是因為脊椎是歪斜的，是你自己的壞姿勢、壞習慣造成身體出現各種症狀。

知道這個原理後，大家就應當明瞭，尋求醫療前必須先拿掉壞習慣，第一個不要駝背，第二個不要半躺半坐，第三個左右要平衡。

用「想像量身高」的方式站或坐

不良姿勢會嚴重危害脊椎，我們一定要養成良好的站姿及坐姿。

正確的站姿，是雙腳與肩同寬，眼睛直視前方，想像自己在量身高，這就是所謂的「站姿中心姿勢」。每個人量身高的時候都不喜歡被量矮，會盡量把身體拉長，用這種心態來站就對了。

正確的坐姿原理同站姿，練習時椅面只坐前面二分之一，同樣想像自己在量身高，把身體拉直、眼睛看正前方，叫做「坐姿中心姿勢」，此時從旁邊看，可以看到脊椎骨是打直的，當過兵的男生都知道，服役時都被要求以這樣的坐姿用餐、聽演講。

但我們並非隨時都要像當兵般直挺挺的坐著，而是要將這種「量身高」的坐姿應用在不同的情境下，在坐著時維持「延伸」的習慣。例如：沒有椅背可以依靠時，如騎摩托車、坐板凳、盤坐等，請想像自己在量身高般把脊椎延伸；在有椅背可以靠的椅子上，則請將屁股塞到椅子的最裡面，打直脊椎輕鬆的靠在椅背上，就是要這樣坐才健康喔！

當一個人以「想像量身高」的站姿站立時，他的呼吸是順暢的、任督二脈是暢通的、末稍循環是良好的，全身上下、裡裡外外，都沒有受到不正常擠壓，而且這樣的站姿，男生給人家的感覺是「玉樹臨風」，又挺又亮又穩；女生給人家的感覺是「亭亭玉立」，自信與氣質兼具，這時走過百貨公司的櫥窗，你不會再看櫥窗裡美麗的服飾，而是欣賞自己端莊優雅的走姿！

痛定思痛，就從今天起，改掉所有的不良姿勢吧！

虛領頂勁，養成良好站相及坐相

如何練出正確的站姿及坐姿？可應用練太極拳的一個要訣——「虛領頂勁」。什麼叫「虛領頂勁」？「頂勁」是頂東西的勁道，「虛領」意為「似有若無的想像自己在頂東西」，把這種意念用在行、立、坐，脊椎就會健康不酸痛。但請注意，「虛領頂勁」不是要你刻意緊繃身體，而是用「延伸意念」的方式來做，這也是太極拳的概念。我們練太極拳有個「練拳要想拳，用意不用力」的要訣，「意」表示「意念」，當你延伸「虛領頂勁」的意念時，事實上不需要刻意用力就可以做到。

大家可以找個人實地體驗一下「虛領頂勁」的功用。先以駝背凸腹的壞姿勢站立，讓對方輕輕推你，此時你會覺得身體重心不穩、容易搖晃；接著以「虛領頂勁」的意念想像自己在量身高，身體不要用力繃緊，拉直站好即可，眼睛看正前方，請對方用同樣的力道再推推你，這一次你會覺得自己站得很穩。

學會「虛領頂勁」這招後，以後搭捷運，無論坐還是站，你都可以穩如泰山；可是如果駝背凸小腹，捷運一轉彎，你就會搖晃。

第三章

數位時代的「變形」人生

新聞報導二十八歲的電腦工程師因頸椎早衰，需自費三十萬元施行人工關節置換手術。

很多人看到這則新聞，劃的重點是「哇！三十萬元」，為高額手術費咋舌；我「職業病」使然，想的是：二十八歲就頸椎早衰，他打電腦的姿勢有多糟？果然，新聞內文指出，他每天至少需操作電腦十小時，長時間駝背及仰頭造成頸部壓迫，以致頸椎關節嚴重退化，神經也因受壓迫發生病變，無法透過藥物或復健改善，再拖下去恐會影響視覺、平衡感及四肢反應，只能儘快施行手術置換人工關節；而且以後得避免打籃球等激烈運動，還要避免跌倒及碰撞，以免舊疾復發。

小時候父母常告誡小孩電視不可以看太久，免得近視，沒想到我們長大後已是數位化時代，工作及休閒娛樂皆離不開螢幕，上班族一整天都坐在電腦前工作，下班回家還是開機上網，或上社群網站聊天、看電影玩遊戲，而隨著智慧型手機及平版電腦普及，連銀髮族及中小學生也都加入網路族，街頭網咖林立，上網成為全民運動。

網路固然為現代人的生活帶來前所未所的便利及樂趣，但對身體的傷害不只視力，醫療院所常見十幾二十歲就腰酸背痛的網咖族求診，更嚴重的是從酸痛演成頸椎早衰及筋膜炎。

數位時代，小心脊椎病變，人生變形。

網路族是頸椎早衰的高危險群

頸椎早衰是網路族的隱患之一。

所謂「早衰」，就是病人罹患不是自己這個年紀應得的疾病。人的頸椎共有七節，負責支撐頭部重量，比起胸椎和腰椎，頸椎的活動度和彎曲度都最大，一旦姿勢不當，頸椎很容易出問題。最常見的是頭痛及肩頸酸痛，再嚴重下去就是頸椎關節退化，這在以前是上了年紀才會出現的毛病，但網路族群因長時間過度使用頸椎，造成軟骨磨損、局部腫脹發炎，如果沒有及時改善，不當的外力持續施壓，軟骨將一直處於腫脹與磨損的情況，高度損耗刺激頸椎體邊緣骨質增生，骨刺長出了，頸椎也變形衰老了。

絕大多數電腦族坐姿都不對，成了頸椎早衰的高危險群。

有個學員在上了我開設的脊椎保健課程後，恍然大悟困擾他好幾年的頸椎疼痛問題，原來肇因於姿勢不對。原本他工作不需用到電腦，自從使用電腦後，常常一坐就是六、七個小時，漸漸的，打電腦時頸後凹下去的地方會突然針刺般疼痛，時間不長，但很難受，讓他無法專心工作。他年紀輕、身強體健，很少使用健保卡，突然出現頸椎疼痛症狀，讓他很不解。聽了我的課後才明白，原來是坐姿不正的關係，調整坐姿後，他的頸椎疼痛不藥而癒。

✔ 你是頸椎早衰的候選人嗎？

重度使用網路的族群請檢視以下三點：

◆ 是否經常感到眼睛乾澀、頭痛？

◆是否經常感到頸肩酸痛，需要暫停工作轉轉脖子、揉揉肩膀？

◆頸肩是否僵硬？脖子轉動時是否會感到疼痛或無法順暢轉動？

如果答案皆是，當心頸椎早衰症找上你！然而，頸椎早衰是可以預防的，方法無他，就是保持端正的坐姿！

以上班族來說，在辦公室長時間彎腰駝背坐在電腦前，但眼睛視線必須保持水平看電腦，坐姿當然就是「駝背、抬頭、下巴凸出」，發生肩頸痛、膏肓痛是遲早的事。

使用智慧型手機及平板電腦的低頭族雖然沒有「抬頭、下巴凸出」這個動作，但長時間低著頭滑手機，頭一樣沒擺正位子；而且低頭讓頸椎彎曲更嚴重，首當其衝就是頸椎關節與相關肌肉的緊縮，肌肉

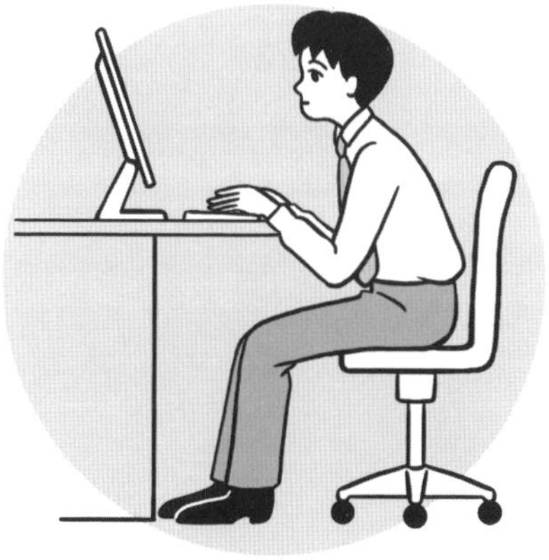

▲許多人長期以駝背、抬頭、下巴凸出的方式打電腦，當然會產生肩頸痛、膏肓痛的問題。

緊縮就容易疲勞，血液循環不良，而頸椎與胸椎也會自然形成某種角度，這個角度加上頭部重量造成的壓力，將使脊椎關節受到擠壓，造成頸椎跟肩膀的問題。

也就是說，**在靜止狀態對待脊椎最好的辦法就是保持脊椎直立，也就是端正坐姿，不要彎腰駝背的抬起下巴看螢幕，也不要低頭滑手機及平板電腦。**

此外，上班族還要避免聳著肩膀打電腦。

看過鋼琴家演奏鋼琴嗎？他們以優雅的儀態彈奏出動人的音符，仔細觀察，琴鍵的高度大約在手肘的位置，鋼琴家彈奏時肩膀是放鬆的。彈鋼琴與打電腦雖是兩碼事，但有一點相同，就是都要坐著用手指頭操作琴鍵或鍵盤。

使用桌上型電腦，如果鍵盤放在桌面上，由於手腕比手肘高，自然而然

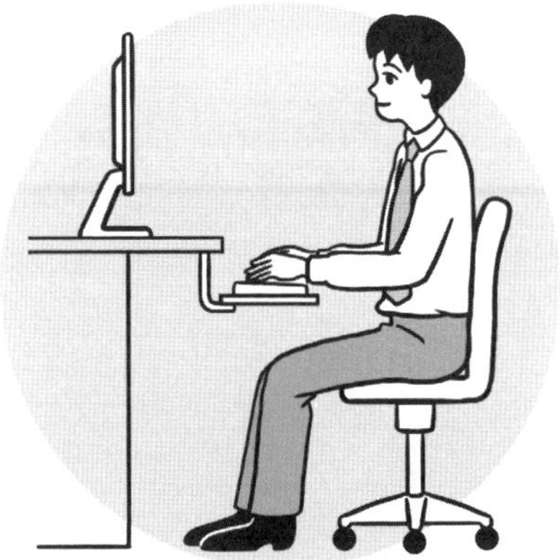

▲電腦鍵盤與滑鼠應該放在桌面下，因為放在桌面上，手肘會自然而然打開，此時身體前傾抬起頭看螢幕，將使頸部關節受壓，讓背部筋膜緊縮導致酸痛。

手肘就會打開，肩膀也會不由自主的聳起；如果使用筆記型電腦，鍵盤位置離身體更遠，手臂必須向前伸，此時雙手的重量完全依賴肩部肌肉來懸吊，肌肉長時間無法放鬆，肌肉攣縮與頸肩酸痛是必然的結果。

痛到令人撞牆的筋膜炎

我曾碰過肩頸酸痛到去撞牆的病患，長時間使用電腦是主因。

二〇〇五年我與前新聞主播崔慈芬合作出版了一本書《搶救腰酸背痛》，有個小姐看過書後來找我「看病」。一般來求助的病患都客氣有禮，但她懷抱敵意、來勢洶洶。

我至今印象深刻，她站在我面前，手插著腰跟我說：「鄭老師，我是看了你的書才過來找你的。」接著她念出一長串人名說，「他們每個都幫我看過，你也知道這些人都是名醫，但是我告訴你，沒有一個有效，你待會幫我看一下，如果你覺得搞不定，直接跟我講，不要浪費我的時間。」

當時我有點被嚇到，一因她的口氣及態度，二因她脫口而出的那一長串名字，的確都是病患多到不行的名醫，我想萬一我以後也有名氣了，她口中沒幫她看好的名單又多一個鄭雲龍，砸了我花好多力氣才建立起來的招牌（推拿整脊需要手勁，我真的花了好多力氣），那可不妙。雖然她姿態很高，但我想這是因為她怎麼治療都看不好，因而武裝自己不要期望太高，免得又受打擊。同情她的同時，我的鬥志也被激起，心想，我一定要「搞定」她。

我詢問她哪裡不舒服、有什麼症狀。她說，每天下午四、五點時，她的背就酸痛難耐，必須找一面牆撞擊摩蹭她的背部，伴隨背痛的是像戴了緊鋼盔般的頭痛，然後眼眶四周也發漲疼痛，晚上仰睡背痛，側睡手麻，翻來覆去找不到一個可以入睡的姿勢，最後往往爬起來流淚痛哭。多方就醫，醫師告訴她的病名有筋膜炎，筋肌膜疼痛症候群、筋肌膜纖維組織炎……，一大堆的病名，但沒有一位醫師能根治她的問題，日復一日，她簡直痛不欲生。

我詢問她的工作及作息，希望能從生活中找到病因。她是秘書，工作上長時間使用電腦，問題即肇因於「駝背、抬頭、下巴凸出」的三部曲。

駝背的人，除了抬頭這個動作壓迫她的頸椎關節，關節受壓、肌肉緊繃之外，背部撐住上半身重量的筋膜也會隨之緊繃，此時背部的微血管氧氣養分進不來、代謝物出不去，造成背部酸痛。她的頭痛則是一種淺筋膜緊繃造成的張力性頭痛，眼眶周圍的發漲跟疼痛也是受此影響。

我跟她說，根源在她的姿勢，她用電腦時一定要貫徹「好坐姿」，否則問題無解，我要她改掉所有的壞姿勢，設置符合人體工學的辦公環境，配合放鬆運動，有一次在演講場合她主動來打招呼，我問起她的困擾好多了嗎？她說早就沒這問題了，真是令人高興。

別讓筋膜「拉緊報」

在這裡，也要告訴大家什麼是「筋膜」。我們知道，生鮮牛腱上有一層白白的薄膜，以及牛小排及肝連肉表面比較咬不爛的薄膜，就是筋膜。

為什麼身體緊繃時筋膜容易有症狀？我們來做個測驗：穿一件合身長袖上衣，能模擬筋膜在身體表面的狀態。當我們坐姿正確時，衣服會維持我們穿上它時的原樣，代表筋膜是放鬆的，可是如果我們坐姿駝背了，你會發現衣服從背部繃緊了，袖口也往上跑變短了，表示此時背部的筋膜也是緊繃的。

人體有近七百條骨骼肌，大多數骨骼肌都被筋膜包覆著，都可能發生筋膜疼痛問題，發生部位以頸部、肩膀、上背部、腰、臀、腿最多。程度輕時大多數人都不認為是問題，但反覆發作的筋膜疼痛，會嚴重影響生活及工作。

患者只要做任何物理性讓血管擴張的療法，比如拔罐、刮痧、指壓、按摩、針灸、紅外線、電療、貼藥、泡溫泉……，通通有效，但再有效也不敵壞坐姿。只要回到電腦前又是「駝背、抬頭、下巴凸出」，不用太久，筋膜炎絕對復發。

工作環境一點小改變，疼痛馬上變不見

長時間在電腦前工作，如果沒有一個良好的電腦使用環境，不良姿勢加上地心引力對脊椎的強大殺傷力，你就準備以後接受慢性酸痛的折磨吧！

如果你現在使用電腦後，就想找人捶背揉肩膀，那麼無論在辦公室還是在家使用電腦，你都需要有適合的桌椅，鍵盤架與滑鼠架更是必要的配備。

工作椅

好的工作椅能讓你輕鬆保持坐姿中心姿勢，此時身體重量能自然落在臀

部「坐骨」的位子，骨盆正了，脊柱才會保持正常的弧度，肌肉也能放鬆。

理想的工作椅應具備以下條件：

- ✦能方便調整上下高度。
- ✦扶手高度也要可以上下及左右調整。
- ✦椅背能調整前傾及後仰的角度。
- ✦椅背高度要能讓背部完全依靠。
- ✦座椅「內建靠墊」（椅背在腰部處有一塊隆起，即「腰靠」），而且能依使用者身高調整高度。
- ✦椅墊軟硬適中又透氣。
- ✦椅子能左右旋轉。

鍵盤與滑鼠

在桌面下方設置鍵盤架放鍵盤與滑鼠，這兩樣東西請勿與電腦一起放在桌面上，因為放在桌面上的高度，會讓使用者手肘打開放在桌上，此時身體前傾、抬頭看螢幕，將使頸部關節受壓，背部筋膜緊縮導致酸痛。

座椅必須能調整高度的目的，在於讓手肘可與鍵盤架同高，如此一來，手肘能放在身體兩旁，肩膀就能自然放鬆，而不會有聳肩或肩膀緊繃的現象，還能避免長時間手握滑鼠造成的手腕酸痛。一個學員在上課後告訴我：「謝謝鄭老師提醒我把滑鼠換到鍵盤旁，馬上解除手腕酸痛毛病，好神奇！」

座椅要有腰靠的用意，是為了平穩托住腰部，如果座椅本身沒有腰靠，建議買一個使用，但**不需要買體積太大的腰靠，因為只需靠在骨盆處**。

電腦螢幕

電腦螢幕必須放在桌面的正中央，

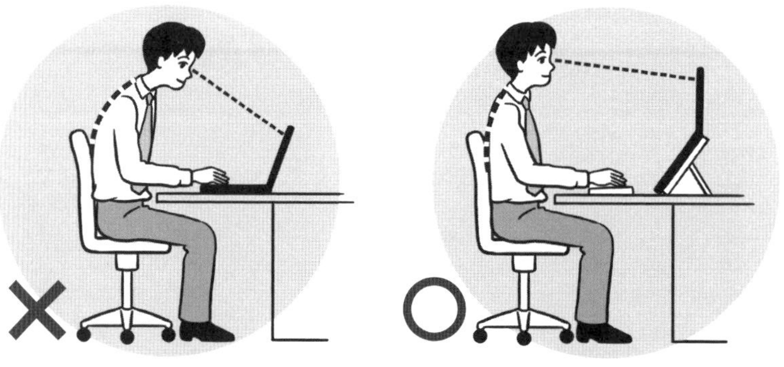

▲筆記型電腦的螢幕較低（左圖），架高後使用，比較不會讓脖子太前傾（右圖），而造成頸部肌肉疲勞。

讓眼睛得以直視，否則脖子長期轉向同一側看螢幕，頸椎扭曲排列不平衡，將使脊椎承受異常壓力。

接下來請留意電腦螢幕高度，**螢幕最上面一行的文字應該略低於視線水平**。如果螢幕太低，你必須略為低頭看螢幕，頸肩部肌肉將難以放鬆。若無法將螢幕高度調整到理想狀況，可添購螢幕懸吊臂架解決問題。

如果需要輸入文字，應準備一個文件架置於螢幕旁，避免長時間低頭看資料，造成頸部肌肉疲勞。

有了好的環境，接下來就是自己的坐姿了！

坐下時，身體與鍵盤架的距離大約一個半拳頭，手肘正確的位置是在肩關節的正下方，也就是手臂不必向前伸就能打鍵盤，才能保持坐姿中心姿勢。大腿與小腿成九十度角、且雙腳能舒適平踏在地板上最理想，這樣坐起來既有穩定感，兩腳也不會酸。**如果在大腿與小腿成九十度角時雙腳無法平放地板上，千萬不要回頭調低椅子高度，因為椅子高度是配合放鬆肩膀的，適當的作法是買腳踏板來彌補高度落差。**

有人習慣用筆記型電腦，但筆記型電腦對脊椎的傷害比桌上型電腦還大。因為與桌上型電腦相比，筆電鍵盤內移緊挨著螢幕，長時間在桌上打筆電，更容易駝背，而且人的眼睛喜歡看水平視線，但筆記螢幕低，使用時視線朝下，眼球容易疲勞。

筆電的好處是攜帶及移動方便，但你沒有享受到這個優點，只是放在一個地方固定不動，反而造成頸椎的傷害。所以我建議只用筆電的朋友，當你在桌面上長時間使用筆電工作時，請購買筆電架把筆電架高，有人說架高後鍵盤很難打，怎麼辦？**使用外接無線鍵盤是一個解決方法**，不要覺得麻煩，你是要日後承受頸椎早衰之苦，還是現在忍受這點不便？

捧在手上操作的智慧型手機及平板電腦，雖然方便隨時隨地使用，不需要電腦桌椅，但切記勿長時間低頭，以免壓迫頸椎。

就從現在開始調整你使用 3C 產品的習慣與姿勢，做個知行合一的健康數位人吧！

Part 2

健康人生，操之在脊

脊椎不穩定，身體就會出狀況，連帶人生也不穩定。症狀及疼痛都會讓身體不健康，但處理症狀跟處理健康是兩回事。脊椎的問題是動靜失衡、使用不當造成的，肇因姿勢不良與缺乏運動，不尋求全方面改變生活習慣，一味求醫求藥，只是緣木求魚。

當醫療已經無法根治腰酸背痛，唯有反求諸己，不要再用相同的自己，期待不同的未來，我們必須建立「自我健康管理」的觀念並身體力行。改變姿勢改變人生，不但能扭轉「劣勢」──惡劣的姿勢，還能反敗為勝──脫離就醫求診的一再挫敗，贏回功能恢復正常的脊椎。

第四章

去酸解痛靠自己

有句話說「肝是沉默的器官」，即使不堪負荷它仍然繼續工作，脊椎也是如此，無論我們用什麼姿勢「蹂躪」它，它依舊盡最大努力支撐我們的身體。人們平常沒有想到要善待脊椎，即使開始腰酸背痛了，不嚴重的話大多數人也不在意，往往要到疼痛難耐、坐立難安甚至無法入睡的地步，才去就醫。

然而，脊椎健康不能只依賴醫療，從源頭照顧好脊椎才是關鍵，正所謂「疾病管理靠醫療，健康促進靠自己」。

為什麼腰酸背痛總是看不好？

有慢性腰酸背痛問題的人都知道，看醫師不是一次兩次就能解決的。

很多人從西醫、中醫看到民俗療法，內用藥物從西醫的消炎藥、止痛藥、肌肉鬆弛劑吃到中醫通血路的中藥方，外部治療從西醫的電療及紅外線、中醫的針灸，到民俗療法的拔罐、刮痧、指壓、按摩、刀療、火療、風療、推拿、整脊……，統統試過。

有人各種療法試了一輪後，獨鍾推拿整脊，每次被整脊師父推、拗、拉、喬一番後，覺得通體舒暢，如果師父此時再說個幾句「車子零件用久了會磨損，要保養；人年紀大了關節也會老損，所以你一個星期要來保養一次，買十次送一次喔！」於是定期到整脊診所報到。

仔細想一想，在中西醫這麼多療法中，哪一種療法是治療後，你的腰酸背痛就永遠不會再出現？沒有吧，通常一開始求診是有效的，但隨著症狀反覆發作，愈來愈不容易看好，即使是每次都讓你通體舒暢的推拿整脊，也沒能讓你跟症狀說 Bye Bye。

我遇過太多太多人跟我訴苦，或因為腰痛被迫停止工作，或日夜承受著腰酸背痛的折磨，腰酸背痛真的治不好，令人絕望嗎？

現代人治療腰酸背痛，普遍有以下幾項特點：治療效果不理想、症狀反覆出現時好時壞、高科技醫學檢驗有時也找不出病因。

根據統計，**由疾病引起的腰背疼痛，比率不超過十%，除了僵直性脊椎炎、壓迫性骨折、椎間盤突出等有特殊症狀讓醫師可以明確診斷及治療，一般人的腰酸背痛，都是因為姿勢不良又缺乏運動，以致脊椎功能失常，造成身體各部位酸痛，並非疾病引起，自是難以判定為某一種疾病。**

但無論看中西醫還是推拿整脊，病患都希望知道明確的病因，於是醫師或推拿整脊師父就會告訴病人，你腰部扭傷、你下背部拉傷、你脊椎側彎、你筋膜炎……，照過脊柱X光後，還告訴你哪一節脊椎歪掉了、那個部位鈣化了、哪裡筋膜發炎了、哪裡長骨刺了…，在治療上，則是以減緩或消除症狀引發的疼痛為目標。醫病雙方都把注意力放在症狀及疼痛本身。

但疼痛消失，並不表示症狀「船過水無痕」。人體有天然自癒力，其實不管採用哪種治療方式，九十%的背痛經過一段時間後都會好轉。可是只要酸痛成因未消除，症狀就會反覆發作，這表示疼痛的減輕或消失，不能視為問題的終結，因為疼痛只是暫時被緩解，症狀仍然存在。

疼痛的發作是一個警訊，提醒我們找出成因，長期為腰背痛所苦的人，如果已排除是特定疾病引起，加上經過八方求醫與治療，效果都不理想，就應該另起爐灶，從其他方向探究酸痛及症狀發生原因。

在腰酸背痛的診治上，我認為醫療最大功能是透過種種檢查，幫病人排除腰酸背痛是由特定或危險疾病引起，像神經壓迫及惡性腫瘤也會引發腰酸背痛。所以即使只有少數腰酸背痛是疾病引起，但不具醫療專業背景的我們也不能自行排除可能性，有必要就醫尋求醫師的專業判斷與相關理學檢查。

如果最後發現不健康的根源在自己，就必須有所作為，但當懶骨頭太舒服了，大多數人都不願意調整或改變自己既有的生活型態。

用相同的自己期待不同的未來，問題永遠無解

不願改變現狀的人，究其因，我認為他們關注的不是健康，而是症狀與疾病，**他們並沒有真的想讓自己健康起來，只是不喜歡症狀及疼痛，找醫師的目的是立即消除疼痛，以免影響工作及生活；如果疼痛不影響生活，他們根本不會去看醫師，遑論改變！**

太多人都習慣也喜歡把自己的健康交到別人手上，尤其腰酸背痛，一發作就是找醫師、復健師或推拿整脊師，完全不想自己也應該做些努力，對症狀反覆發作還能找理由自圓其說。

曾經有老阿嬤在我演講時舉手說：「老師，我是車禍被撞才骨盆歪掉，喬了五十多年還在喬」；也曾經有中年聽眾跟我表示，他因為意外受傷導致脊椎滑脫，也是推拿整脊很多年都弄不好。

其實，他們是被引導認為自己的問題來自單一原因。如同看醫師大家都希望知道「我得了什麼病？」病患去推拿整脊，也都不免追問「師父我怎麼了？」如果師父語焉不詳，患者將信心大失，於是猜謎大會開始，比如病患腰痛，師父摸摸病人的腰椎問：「以前有沒有受傷過？」「有沒有車禍過？」「有沒有發生意外過？」如果答案統統是「沒有」，沒關係，擅長「說病」（能言之成理說出病患生病的原因）的老師父還是有辦法再往下問「那你小時候有沒有跌倒過？」

哎，誰小時候沒有跌倒！整脊師父當然也知道，但因患者非要為自己的腰痛找出原因，所以師父只能一直問下去，只要整脊師父提出的成串問題中，有一題病患回答「有」，他就可以引導病人認為現在的症狀就是以前某次受傷造成的，好讓病人好好治病。

我們已經知道，生活型態就是健康狀態，酸痛的發生不是單一原因所致，姿勢不好欠運動是大項，此外，受傷、末稍神經循環欠佳、體重，甚至情緒跟飲食也可能是原因，不能把注意力只放在其中一項。

像老阿嬤的情況，受傷只是原因之一，她應該原本就姿勢差又欠運動，骨盆被撞歪後，生活型態讓骨盆歪斜的情況更加惡化。但她認為車禍是造成她骨盆歪斜的唯一原因，加上她只靠推拿整脊「喬」骨盆，並沒想到自己應該改正不良姿勢，當然怎麼喬都喬不回來；脊椎滑脫的中年聽眾也是一樣的道理。

這一類病患永遠在心理上處於「受害者心態」，認為自己不必負責任或無法負責任，而在脊椎力學上，則處在「靜態平衡，動態失衡」的循環中。

什麼是「靜態平衡，動態失衡」？像以前病人肩背酸痛來找我，我找出病因是高低肩，請病人趴在整脊床上幫他治療。這時是我在動，病人不動，所以他是在靜態的狀況下被我矯正他的問題、平衡了他的身體。整脊完畢下床後，身體活動主導權回歸病患，行立坐臥都是他自己在動了，但他過日子的方式一點也沒變，還是習慣用同一側肩膀背東西，背久了，肩關節又出狀況，連帶膏肓緊繃，高低肩又出現了，於是又來找我。

患者在診所讓我動他的身體時平衡，回到家自己動就失衡，我稱這種情況為「靜態平衡，動態失衡」，癥結就在「用相同的自己期待不同的未來」，病人不願意承認症狀是自己的生活造成的、不願改變自己的習慣，持續壞姿勢又不運動，但期待擁有沒有酸痛的未來。

這種自己什麼都不做、完全把希望寄託在他人身上的態度，其實普遍存在於各種慢性病患者身上。

☑ 只要改變生活習慣，降血壓不必靠吃藥

我有一位長輩，身體不適看醫師，診斷是高血壓，醫師二話不說直接開藥。一般吃降血壓藥之後，通常接著吃降血糖藥，接著是預防中風的藥，一天吃將近廿顆的藥，滿驚人的。當時我認為長輩的血壓還沒有高到一定得用藥的程度，

建議他控制飲食、不吃宵夜、每個星期快走三天，這樣腰圍下降連帶血壓也會下降，不用當藥罐子，還可以讓身體更健康。但老人家聽不進去，每次吃了降血壓藥後就去量血壓，然後很高興的跟家人說「你看我血壓都正常」，言下之意是因為血壓正常，他可以不必做其他事情降血壓了。

這類患者只想用藥物控制病情，這樣他們的生活都不用改變，省時省力又方便，他們或有意或無意，忽略藥物只是暫時壓住症狀獲得表面健康的事實。

台灣人過度依賴醫療

「疾病管理靠醫療，健康促進靠自己」是我演講及上課時一再強調的觀念，意思是「醫療歸醫療，健康歸健康」，處理症狀及創造健康是兩回事。

醫療有它的價值，一個人這裡痛那裡痛，表示身體有了症狀，這時當然要將症狀交給醫療處理，藉由醫療緩解症狀跟疼痛。**但醫師負責的是「疾病」的處置，醫師管不到你的生活，更無法負責你的健康。**

每個人都是自己健康的主人，要擁有健康的身體，終究得靠自己，尤其是脊椎健康，對難以歸於疾病的腰酸背痛，不能只依賴醫療，最重要的是自己建立對酸痛的認識及健康管理的知識。症狀交給醫師後，每個人應該做的是把不舒服擺到旁邊，注意力放在如何健康！

但目前台灣整個社會過度依賴醫療，很多人不相信、也不願意自助自療。依行政院衛生福利部中央健康保險署（二〇一二年七月二十三日中央健保局更名為中央健康保險署）的統計，台灣人平均一年看診十四至十五次，是歐美國家人民的二至三倍，所以健保虧損連連。

台灣人高度仰賴醫療的現象，讓我不禁思考，是不是因為我們的健保很便宜，讓民眾愈來愈「失能」——失去自己促進健康的能力？

因為看病方便又便宜，所以任何毛病，都找醫師解決；但也因為看病方便又便宜，門診總是人滿為患，醫師也只著重在緩解病人當前的問題，無暇與病人深入討論，找出真正的病因。

台灣的健保提供了「俗擱大碗」的醫療服務，病人自由選擇醫師，醫師自由開立處方，以及採事後論量計酬（論件計酬）向健保署請款。而早在一九三三年美國醫療費用委員會就提出警告：「採用論量計酬，醫療世界將沒有明天。」

論量計酬的弊病，包括浪費資源醫療、傷害醫療品質，以及將注意力放在症狀處理上，民眾並不被鼓勵「自我創造健康」，而是生了病再來看病這種「補破網」的消極作為，不若有的國家著重「預防重於治療」、「主動創造健康」來得積極。

美國現有上百個健康維護組織（health maintenance organization，簡稱HMO），建立在論人計酬的預付基礎上，管理一群特定醫師，於合約期間內，向一群特定被保險人，提供綜合醫療服務。例如一位醫師負責照顧五百個家庭會員，假設這五百個家庭平均每戶一年花三萬元看病（家庭成員年齡不同，醫療花費不同，取平均值），HMO組織統計後，告訴醫師他的總額是多少錢，如果錢沒有用完，結餘的費用，該組織依一定比例回饋給醫師，所以醫師會努力照顧他的家庭會員，減少大家生病吃藥的機率，協助民眾自我生產健康。有些HMO組織甚至讓每個人都有一個健康儲蓄帳戶，如果保費用得少，還會有一筆錢進去你的帳戶，所以變成醫師跟民眾共同合作不生病。

以腰酸背痛為例，由於台灣民眾沒有「健康促進」的觀念，一有酸痛就跑醫院拿藥膏、做復健，最終開大刀。但美國HMO組織的作法，是聘請專業講師為會員中有腰酸背痛問題的民眾開課，教導健康促進的觀念及強健脊椎的運動，還會派護士到會員家裡，從人體力學的角度檢視生活用品，例如水龍頭的位置是否適當、會不會造成使用者腰酸背痛、如何調整等等。

換言之，人家的作法是「讓人民自己生產健康」，這樣健保就不會虧損。但如果每個人都把注意力放在如何去看醫師、醫院逛不停，健保一定虧到底，造成民眾得多繳保費，且越來越不健康，醫師也過勞的惡性循環。

自己的健康自己救

我認為，無病無痛還達不到健康的標準，真正的健康是一個人願意為自己的健康採取更積極正向的作為，知道對的就去做，不對就不做。

我把一個人對自我健康管理的覺察程度，以三角形分成三個層次，「健康促進」最高，「預防醫學」其次，「疾病管理」最低，請看左頁的「自我健康管理的察覺三層次圖」。

✦ 最底部是「疾病管理」，為低度覺察，最多人在這個層次，人們是因為疼痛或症狀不得不行動與改變。比如我去看醫師是因為我有症狀我疼痛，不得不去找醫師。這個族群遇到問題時，想的是「怎麼辦？」、「誰可以幫我？」

✦ 中間的「預防醫學」為中度覺察。做健康檢查屬於預防醫學的範疇，人們因為看到檢查報告中有礙健康的紅字或數字，知道他必須做一些事情才能維持健康，但他的改變及行動含有害怕、擔心的成份，也是「不

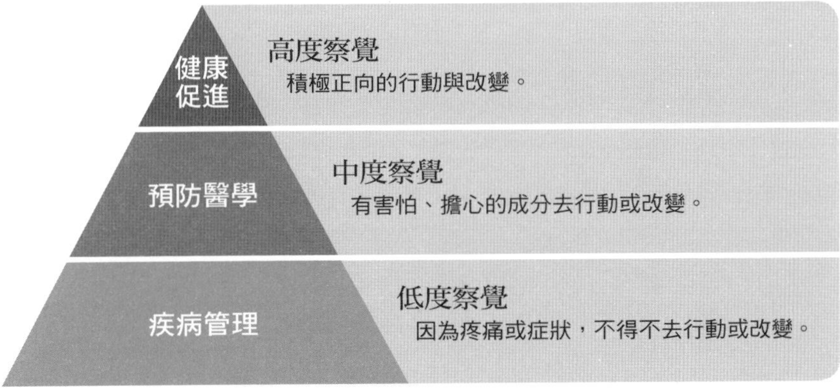
健康促進
高度察覺
積極正向的行動與改變。
預防醫學
中度察覺
有害怕、擔心的成分去行動或改變。
疾病管理
低度察覺
因為疼痛或症狀，不得不去行動或改變。

▲自我健康管理的察覺三層次。由下至上分別是：低度覺察的「疾病管理」、中度覺察的「預防醫學」，以及高度覺察的「健康促進」。

得不」之下的行為。

✦在三角形頂端的「健康促進」是高度覺察，在這個層次的人擁有積極正向的行動與改變，不管有沒有症狀、疼痛或生病的警訊，他們心中時時有三個字——「我如何」，像是：「我如何讓自己更健康」、「我如何達成健康的目標？」可惜在這個層次的人最少。

時代的面貌不斷翻新，現代人的健康問題，有五十％以上是由於生活型態改變而引起，過去仰賴醫療「還我健康」的模式，已經沒有辦法因應現代人的健康需求；尤其對追求健康的人來說，單單「疾病管理」已不足，因此上升到「預防醫學」的層次，定期做全身健康檢查的人口大增。但一年一次健檢還是不足的，對於健康，應該再上升到「健康促進」的層次。

醫療不需要教育，一個人身體不舒服，自然會去找醫師，但這是事情發生後的補救措施；預防醫學雖然教育民眾「預防重於治療」，但它告訴病患「如果不怎麼樣，就會怎麼樣……」，比如「如果你不運動，以後中風的機率是七十％」等，多少帶點恐嚇的意味。「健康促進」則是讓人打心裡樂意採取主動，不是擔心後果才去做，更不是等到身體不舒服了再亡羊補牢。

如果你有慢性酸痛的問題，我要以過去矯正過超過四萬人次的臨床經驗告訴大家：解鈴還需繫鈴人，除了你自己，沒有人可以真正幫你，因為只有你才能生產自己的健康，你才是你自己健康的主人，把健康交到別人手上，自己永遠不會健康！

在下一章我將告訴你，如何創造自己的健康。

第五章

三步驟開發身體智慧

要自我健康促進，必須有能力「生產」自己的健康，如何做？靠開發自己的身體智慧！

身體是有智慧的，但必須喚醒它。我放棄整脊事業、成為專業講師的目的，就是推廣「身體智慧」的觀念，教導人們如何正確使用身體、保護脊椎，落實「自我健康促進與自助自療」。

行動的第一步為「覺察」，第二步為鍛鍊身體具備勝任能力，第三步是打造符合人體工學的生活環境。

第一步：從「覺察」開始改變

脊椎的問題幾乎都肇因不良姿勢，但絕大多數民眾都沒有感覺到自己日常生活中，錯誤的行立坐臥姿勢會對脊椎造成哪些傷害，因為壞姿勢是一個人不自覺的行為模式，需要透過有意識的「覺察」加以改善。

大家應該都看過爸爸或媽媽生氣的拍駝背小孩的背下指令：「不要駝背！」、「抬頭挺胸！」或許你就是這樣的家長，請問成效如何？常常孩子只要脫離家長的視線後馬上故態復萌，口中可能還不滿的嘟嘟囔囔：「煩死了，好囉唆！」家長無計可施，只好花錢請復健醫師或推拿整脊師父「矯正」孩子的駝背，但矯正回家後，親子之間依舊來回拉鋸對抗，最終是家長舉手投降，不了了之。

為什麼家長如何使力，都無法改掉孩子駝背的習慣？因為對駝背的孩子而言，他／她「覺察」不出駝背跟身姿挺拔／亭亭玉立的差異，既然兩者沒有不同，何必改變？加上駝背屬於被動姿勢，肌肉不必主動用力，既然比較輕鬆，何必要改？

其實青少年的骨骼結構尚未定型，只要能覺察駝背對身體健康及外觀的影響，心念一改，駝背習慣可以很快改掉，不一定要推拿整脊，家長可以柔性施力。青少年這個階段愛漂亮重儀態，**家長可以用「好的姿勢看起來比較**

高喔」來打動孩子，不時善意提醒孩子行立坐都「記得想像在量身高」。只是大多數家長習慣命令或要求，沒有給小孩自我覺察的機會。但不要說孩子，很多大人也改不掉駝背的習慣，他們同樣沒有覺察自己的姿勢正在傷害健康。

「不知不覺」或「後知後覺」是非常可怕的事，讓人們渾然不覺走向疾病甚至死亡，看看街頭有多少人排隊買高熱量的炸雞塊、油膩膩的排骨便當、糖份超標的手搖茶，就知道我為什麼這麼說了。一個人牙痛不是「突然」牙痛，而是「終於」牙痛一樣；中風的人也不會是「突然」中風，而是「終於」中風，都是生活中各種不良習慣點滴累積而來。

一個人如果沒有覺察到他的思維、行為舉止、生活習慣是不對的，就不會去區隔不同之處，沒有區隔當然沒有所謂選擇，更談不上改變。所以脊椎健康的第一要件，就是透過覺察、區隔、選擇，最終才會去改掉壞習慣，養成好姿勢！

☑「好呼吸」等於「好姿勢」

如何覺察自己是否處於健康的姿勢呢？有一個來自太極拳原理的好方法，那就是「深呼吸覺察法」。

請大家記住一個原則：「好呼吸等於好姿勢」，無論行立坐臥，深呼吸時如果感覺順暢，這樣姿勢就是ＯＫ的。

試著體會一下：以駝背站姿站立，故意把小腹凸出去，維持這個姿勢不動深呼吸，會覺得呼吸悶悶的；接下來以「站姿中心姿勢」站立，雙腳與肩同寬，眼睛直視前方，身體挺直，維持這個姿勢深呼吸，你會發現感覺不一樣了，呼吸變順暢了。

再來試坐姿。先做一個壞姿勢，也就是坐下後「駝背、抬頭看前面、下巴往前拉」，以這個姿勢深呼吸感覺一下，同樣會覺得悶住了，因為你的關節、骨骼、軟骨被擠壓，結構排列沒有在正確位子上，所以呼吸會悶。接著來一個好坐姿，想像自己在量身高，盡量把身體挺直，眼睛直視前方，然後深呼吸，此時會覺得呼吸很順暢。

體會到了嗎？「壞呼吸等於壞姿勢，好呼吸等於好姿勢」，我們要把這種態度延伸到日常生活，隨時想像自己正在量身高，盡量把身體拉長，不要縮成一團。

第二步：鍛鍊身體具備「勝任能力」

覺察之後，就必須採取行動。除了日常生活中維持正確的姿勢外，還必須常態性運動，讓身體有勝任能力，這是健康促進的第二個步驟。

「勝任能力」這個詞用在身體上是新說法，意為身體具備負荷的能力。打個比方，一個社會新鮮人剛到公司報到，人事部門通常會安排在職訓練，好讓他能勝任他的工作，而這份勝任能力是藉由上課、實習、前輩傳承等方式訓練出來的。如果有一天科技進步或社會需求改變，他的能力沒有與時俱進，反而停滯不前，他就漸漸無法勝任這份工作，最後被解雇！同樣的，運動對身體而言就是提升勝任能力的訓練。

一個人若缺乏運動，隨著年齡增長，將慢慢流失肌肉與體力。過了三十五歲，肌肉量每年會減少約一％，少掉的部分會被脂肪取代，所以肌肉量隨著年齡增加而減少，體脂率則「年年高升」，身體的代謝率也一年比一年慢，更容易感到疲累，所以許多中年人下班後只剩在電視機前轉遙控器的力氣了。

許多人聽完我演講後告訴我：「我知道駝背不好，我也想站好啊，但一站好就會累，還是駝背比較舒服」，或是「不能趴著睡？但平躺著睡我不舒服，只好趴睡或側趴睡」，或是「沒辦法，我站著時肚子就自然挺出來啊」……，面對諸般為自己開脫的說辭，我只能嘆氣。這些人的身體由於長期姿勢不良加上缺乏運動，已經毫無保持良好姿勢的能力了（即勝任能力），當一個人愈沒有力氣撐起自己脊椎時，地心引力的影響就愈明顯，加上長期壞姿勢讓脊椎變形，問題自然叢生。但只要願意運動訓練身體，勝任能力就可以慢慢恢復。

「年齡增長」是自然現象，無可避免，但老了不等於身體不具勝任能力，同樣可以藉由運動維持並強化身體的勝任能力。身體的勝任能力來自兩方面，一是時時刻刻維持好姿勢，二是養成運動習慣，這也是解決造成脊椎問題的「姿勢差、欠運動」的良藥。

設想一下你退休後，是想坐郵輪環遊世界，還是坐輪椅發呆？每個人都希望是前者吧，那麼你必須擁有具備勝任幸福生活能力的身體！

第三步：打造符合人體工學的生活環境

如果覺得靠自身力量維持好姿勢很累，可以藉由人體工學用品輔助。第三章提到打電腦需要的桌椅鍵盤架筆電托架等，都是人體工學設備。而不只打電腦，居家環境尤其必須符合人體工學。

以沙發為例，一般家庭的沙發都有椅面太深的問題，坐下時臀部很難貼著椅背，所以很容易就半躺半坐。我一個賣家具的朋友說，沙發椅面短淺是比較好坐，但沒人買，因為顧客買沙發不但要配合客廳擺設，還講求氣派，所以沙發的椅面都比較深。

但這樣的沙發完全不符合人體工學，個子不夠高的人，除非腳不著地，否則臀部根本塞不到最裡面，所以大多數人坐沙發都是半躺著坐。很多人還喜歡把腳抬起來放在沙發前的茶几上，於是骨刺就這樣慢慢「養大」，臀形也慢慢變扁又外擴。

坐沙發需要有個靠墊塞在臀部後面，幫助我們把臀部塞到最裡面；但如果你買的椅墊或抱枕材質鬆軟，一靠上去就扁了，則完全沒有支撐效果，一樣會傷害腰椎。**必須買有支撐力的靠背墊，放在椅背與椅面相交處，縮短沙發的深度，身體坐直之後靠上去，臀部可以塞到底，腰部就不會懸空。**

如何選購合適的靠背墊？就是用「好呼吸等於好姿勢」的原則，你靠上去後深呼吸，順暢代表靠背墊服貼背部、有支撐性，你的重量是在坐骨，脊椎排列結構正確；如果呼吸會悶，則表示靠背墊太軟，重量落在腰椎，骨盆也被擠壓到了。用以上這個原則選購就對了。

個子比較小的人用正確的姿勢坐沙發，往往只有腳尖碰得到地板，有人還雙腳完全懸空，腳底沒得支撐，坐沒多久身體就往下滑。建議買一塊腳踏板放腳，這也是我心目中非常好的人體工學用品，它是有斜度的一塊板子，就像我們搭自強號火車上的踏板。

當你坐沙發，背有得撐、腳有得靠，不但可以坐得舒服，還保護了脊椎。但大前提是要坐姿良好，如果坐下來整個人還是軟成一團，再優的人體工學用品也無法發揮功用。

讓身體扭曲變形的壞姿勢與不良用品

錯誤的姿勢＋錯用生活用品，對酸痛的發生有「相乘」效應。例如睡在塌陷的床墊上就像睡在吊床上一樣，身體成V字形，脊椎也隨之變形；枕頭太高或太低，容易落枕；書桌與椅子距離太遠，孩子只好前傾身體趴著寫功課；家庭主婦必須彎腰遷就高度太低的廚房流理台及水槽；枕著手臂趴在桌上睡午覺，身體屈起壓迫胃，造成消化不良……。

在此也提一下塑身衣褲使用不當的傷害。愛美的女性喜歡穿塑身衣，出席宴會或重要場合尤其少不了這個瞬間讓身材變好的秘密武器。塑身衣褲偶爾穿之無妨，但不少女性誤信廣告，以為穿愈久塑身功能愈強，於是日也穿夜也穿，但睡覺時穿著塑身衣褲將影響血液及淋巴循環，妨礙呼吸，造成肌肉筋膜緊縮、關節僵硬，長時間下來整根脊椎骨會像棍子般僵直，酸痛也隨之而來。

我曾為不少名媛仕女檢測脊椎狀態，她們外表光鮮亮麗，但內在脊椎僵硬，再這樣穿下去，未來必定酸痛纏身。

健走治百病

好姿勢是脊椎保健的基本功，運動則是打通任督二脈所需的內功。很多人的慢性酸痛，是一種免疫系統很差、循環不良的現象，整個身體像一灘死水一樣，規律的運動可以有效改善這種現象。對已經有腰酸背痛症狀的人，我建議健走這項運動，擬定健走計畫，每星期至少健走三天。

健走可說是治百病的運動，不但可以燃脂減重、流汗排毒、使血管有彈性、增強心肺功能、抒壓、預防慢性病及三高（高血壓、高血糖、高血脂），讓我們精神更好、思慮更清明。

健走的姿勢，就是我一直強調的想像在量身高、身體拉直。其實平常走路就應該這樣走，健走只是速度加快，加上手的擺動、握拳擺動在心臟的高度。

健走要有效果，最好依循「運動五三一」運動守則，也就是每星期至少健走三至五天、每次走三十分鐘、心跳達到每分鐘一一〇下至一三〇下。

走多快心跳率才能達到標準？邊走邊測心跳多麻煩啊，其實不必刻意測量，**我的經驗是當你走路的速度到了「講得了話、唱不了歌」的程度，心跳**

差不多就是這個速率。

如果一邊走路還可以一邊唱歌，這是「蠟燭燒開水」，火候不足，沒能讓你心臟跟肺臟的運作達到可以讓血液彈性變好的標準，鍋裡燒不出精氣神的。但也不能走過快，如果快到講不出話來，也就是心跳太劇喘不過氣，是會有危險的。所以必須走得恰如其分剛剛好，也就是「講得了話、唱不了歌」，這是最好的火候。

身虛運動反傷身

雖然我一直強調運動的重要性，但運動必須在身體狀況良好時，身體疲憊不堪時請勿運動。為什麼？我們練武術有一種說法，就是運動其實像燒火煮東西，鍋子是我們的身體，火候就是運動，要維持火侯必須不斷煽火，也就是持續運動。如果鍋子裡有食物有養分的話，意即你不體虛，精神飽滿、神清氣爽，將會燒出精、氣、神；但在身體虛弱時運動，有如火燒空灶，會把鍋子燒壞。

所以要運動的人必須有個覺悟，首先生活型態要健康，不能熬夜也不能亂吃東西。如果今天熬夜又飲食不當，等於鍋子裡面沒養分，隔天運動不但燒不出精氣神，還可能燒破鍋子。切記，千萬不能在很累的時候運動，否則健身不成反害身！

知行合一的脊椎健康對策

總歸來說，心的覺察＋身的改造＋環境的支持＝脊椎健康。

請注意「心↓身↓環境」的順序，要擁有健康的脊椎，必須由內而外、知行合一，從下頁的「脊椎健康由內而外知行合一」示意圖，可以更清楚了解本章所說的脊椎健康三步驟。

最內圈是「心」，代表「意識提升」及「姿勢認知」。「意識提升」意指自己是否有主導自我健康的意願？自己是被動的有症狀才處理，還是願意積極主動去作對的事？「姿勢認知」是指藉由覺察，知道自己什麼姿勢是對的、什麼姿勢是錯的，還需要覺察的練習跟應用，包括延伸「量身高」這樣的概念，也包括如何正確收小腹來做任何生活中的動作。

位在中間的圓圈「身」代表「打造有勝任能力的身體」。「知道」≠「做得到」，比如你知道坐姿要正確，但或因肌肉結構與關節僵硬的因素，或因長久以來不良的習慣與錯誤的姿勢，身體已經失去支撐的能力了，一坐下就會自然駝背，挺不起腰，這時就得藉由運動來打造有勝任能力的身體。

運動是健康促進絕對必要的部分，除了健走打造身體勝任能力，還需要做針對強健脊椎設計的運動，分為兩種，一是做對稱平衡的運動與訓練，二是做逆向的訓練，也就是原本駝背的人，需要做相反方向的肌肉伸

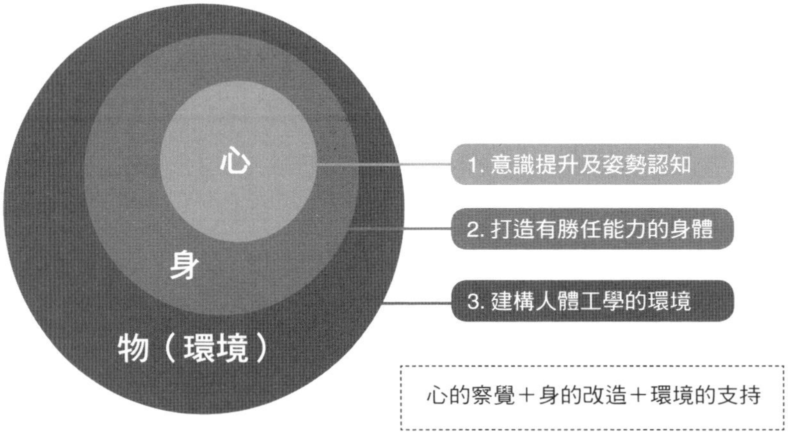

▲知行合一的脊椎健康對策，就是從「心的覺察」→「身的改造」→「環境的支持」這種由內而外的順序，進而建立完整的身心合一脊椎健康模式。

展或肌肉加強的運動，本書的最後一章，就會教大家這類運動。

最外圈的「環境」指建構人體工學環境，是屬於「物」的應用，包括床、枕頭、桌、椅、腳踏板、看書架、筆記型電腦的托架、坐墊及靠背墊等，人體工學環境不佳，身體也不可能在正確的姿勢，比如你知道打電腦鍵盤不該放桌面上，但辦公桌沒有鍵盤抽屜，你也「坐」不出好姿勢。

先有「心的覺察」，再進行「身的改造」，加上「環境的支持」，才能擁有健康的脊椎，順序顛倒或錯亂不可能奏效。一個人如果沒有先覺察到自己需要改變，就去買人體工學設備調整環境，或開始運動，設備只會聊備一格，運動也只會三分鐘熱度。唯有由內而外、循序漸進，先有主導健康的意願之後，才能建立完整的身心合一脊椎健康模式。

第六章

健康人生自「脊」來

有一次演講結束後，一名聽眾特地找我，跟我說她聽了我的演講並練習強背運動後，長期骨盆酸痛的症狀逐漸消失了，令她驚喜萬分。但令她氣餒的是，先生飽受坐骨神經痛及五十肩之苦，但無論她如何苦勸先生一起做強背運動，先生都不願自己動一動，很不舒服時就去找推拿師。

顯然，這對夫妻中的太太，已經察覺健康是自己的責任，並且身體力行開發身體智慧、生產自己的健康；先生則依舊把自己的健康交到別人手上，讓別人負責。如果這樣的情況持續個十幾廿年，我想這對夫妻的老年生活會大不同；太太脊椎愈來愈健康，身形優雅、行動自如、愉快享受退休生活；先生可能成為耳朵跑到肩膀前面的老先生，身形佝僂、行動緩慢，甚至必須長期臥床。

這對夫妻的例子，說明一件事：「需要健康者不會健康，追求健康者才會健康」！

不追求健康，不會擁有健康

對於付費報名上我脊椎保健課程的學員，上課前我會直接告訴他們三件事，如果不能接受、做不到，那很抱歉，我沒辦法為他們上課，若已繳費，當場辦理退費。

難道這三件事很難做到？大家公斷一下！

第一是我不接受完全不運動的人，因為我幫不了他們；第二對方如果只想依賴醫療處理症狀，也就是期待站在他們面前的是神醫妙手，我也幫不上忙；第三如果他們是被迫來上課，並非主動想解決脊椎的問題，那也只能「謝謝再聯絡」。

這三件事其實等同一件事：這個人完全沒有意願為自己的健康做任何努力！

需要健康的人，通常是有了症狀才會「需要」健康，但冀望別人為他解決症狀、「供應」他健康，他完全不認為應該為自己的健康貢獻任何體力與心力。對這樣被動消極、沒有意願想改變自己的人，我真的幫不上忙。如果只想解決症狀，請去找醫療提供者，目前坊間所有的醫療服務都在處理症狀及疼痛，找我上課完全不會有效果，只是浪費金錢與時間而已。

追求健康的人，展現的是主動積極的態度，他們願意運動、願意節制口腹之欲，以達到健康的目的，我能幫助的是這個族群，幫已經有症狀的人學習如何從衰弱到健康；幫健康的人「好還能更好」，更強健、更美麗、更帥氣。

我常常不解，很多患者都很願意為疾病做些什麼事，卻不願意為健康做些什麼事，一個不追求健康的人，不會擁有健康，唯有自己站上主導點，才能獲得健康！

求醫不如求「脊」

我每次演講，都很多聽眾問我，老師，我骨盆歪斜怎麼辦？我脊椎側彎怎麼辦？我五十肩怎麼辦？……每個人都有自己想解決的問題，我再三強調

「疾病管理靠醫療，健康促進靠自己」，醫師管疾病，麻煩大家把自己的問題拿去問醫師，生活是自己在過的，我能提供大家的是怎麼讓自己健康，有一句台語俗諺說：「樹頭若顧得好，不怕樹尾做風颱」，支撐我們身體的樹頭，就是脊椎。

前面提過，治療腰酸背痛，醫病雙方往往都忽略一個重要的事實：疼痛既是肇因於脊椎功能弱化，針對疼痛治療只是治標，治本的方法，就是健康人生自脊來，求醫不如求脊——顧好自己的脊椎，這絕對是我們能力所及的事！

從困擾許多人的長短腳，到脊椎滑脫，我以過去整脊超過四萬人次的經驗告訴大家，這是力學問題，除了你自己，沒有人可以真正的幫你，唯有「反求諸脊」，才可以矯治回來；甚至許多人困擾的「脊椎滑脫」，只要程度還沒有非常嚴重，自助自療將發揮一定效果，不一定非要開刀。

長短腳無解？

長短腳分為「結構性」和「功能性」兩種。結構性長短腳是生理上真正的雙腿長短不等，常因小腿骨或大腿骨曾出現骨折，在癒合後，腿的長度有了變化；另外有人是因成長時期下肢不對稱生長，造成結構性長短腳，但為罕例。在理學檢查上，醫生常用尺自一個骨骼定點測量到另一定點，以便測出真正的腿長，而全下肢X光片的檢測，更能精準的確認。

結構性長短腳並不多見，一般整脊等民俗療法說的長短腳，都是指「功能性長短腳」，也就是雙腿長度相等，但在外觀上，看起來卻腿長不等，其在理學上的檢測方法如下：測量並確認不是結構性長短腳後，醫師可測量肚臍到腳踝內側的長度，兩隻腳長度不一，通常表示這只是「外觀腿長不等」。

長短腳的問題大部分是功能性的，雖不是真正的腿長不等，但腿長有左右不同的現象代表骨盆歪斜、脊椎側彎、身體受力不平均，或是腿型、足部等問題，時間久了，除了腰部的問題，髖關節及膝蓋等也會受到嚴重影響，腰酸背痛在所難免。

如果你懷疑自己有長短腳，請找西醫或合格整脊醫師確認是否為結構性長短腳（真正腿長不等），若是，才可以在醫師建議下穿有墊高功能的鞋墊，否則症狀將雪上加霜。若確定不是結構性，只是外觀腿長不等，只要造成長短腳的原因沒有消除，推拿、整復、整脊甚至醫療，治療成效都有限，只能緩解不適或暫時平衡肌肉，長短腳仍會重覆發生。

因此，你要做的事除了藉醫療來減輕不適，更要從成因去改善，就是要改變生活型態，養成正確姿勢以及藉由脊椎運動來平衡骨盆、脊椎與髖部，才能徹底矯正。

☑長短腳的原因

是什麼原因造成外觀腿長不等？

- ◆臀部、腰椎和骨盆周圍肌肉拉力不平衡，使得骨盆單邊被拉高，或是脊椎側彎身體重心失衡，以左右兩側腰大肌的拉力不平衡為例，一側腰大肌緊縮，將使那一側骨盆傾斜，進而脊椎側彎，骨盆一高一低，這時候「長短腳」就出現了。
- ◆髖部周圍肌肉功能失衡，使得股骨的「前傾角」過度前傾或後傾。股骨頸與股骨幹構成的角度叫「頸幹角」，以大約一二五至一三五度的角度嵌入髖關節，而非像一根棍子直直的嵌入關節，因此髖關節不正常的頸幹角度與前傾角度，都將導致骨盆或高或低，這是日本礒谷療法的主要理論，而其中股骨頭過度前傾或後傾，其實還是在於髖部肌肉失衡所導致的。

◆腿型或足部不對稱的問題，例如一腳足弓正常，另一腳是扁平足或高弓足，在「地基」不正的情況下，容易導致長短腳。一腳直腿、一腳O型腿等也是一樣，人體本身是一個會自我平衡的個體，脊柱的側彎或骨盆的歪斜，有時是為了平衡身體某部位的障礙或缺陷。

脊椎滑脫一定得開刀？

腰椎滑脫是指腰椎的椎體往前移位，造成馬尾神經壓迫或神經根拉扯，而產生腰痛或坐骨神經痛的症狀，為常見的脊椎毛病，常發生於第五腰椎與第一薦椎之間，以及第四節第五腰椎之間。

隨著生活型態改變，脊椎滑脫患者不但增多，還年輕化，曾經有網友寫信問我，他的第四節及第五節腰椎前置性滑脫，已經影響右腳，造成疼痛行走無力，只有彎腰行走才比較不疼痛，醫師建議開刀，有其他方法能緩解症狀嗎？或是能透過整脊舒筋活化自癒嗎？

滑脫整個來說是力學問題，每一節脊椎骨之間的韌帶是連結骨骼的繩索，屬於內在的穩定力，肌肉則是外在的穩定力。脊椎滑脫代表著韌帶「Hold不住」椎體往前的力量，當內在的穩定力「Hold 不住」，表示外在的穩定力量不足，亦即腹肌無力，或是腹肌與背肌失衡。

對脊椎滑脫，復健或整脊都是保守性治療，因此患者普遍對療效不太滿意，在這種情況下，許多醫師會建議病患開刀，但術後又容易有機械性僵硬的問題。脊椎滑脫一定要開刀嗎？有沒有更好的治療方案選擇？這是許多患者的疑問。

外在穩定力佔脊椎椎體穩定力量的九十%以上，外在肌肉平衡所提供的穩定力，就能讓脊椎椎體穩定在它應該在的位置上。也就是說，外在穩定力既然遠大於內在穩定力，那麼我們就應該著眼於外在肌肉力量的平衡，而非只看小小的局部結構，只要加強了外在穩定力，讓肌肉有力且平衡，脊椎滑脫沒有什麼可怕的。

依我的經驗，**只要患者試著做對的運動，提供脊椎穩定的支撐，脊椎滑脫可以不必開刀**。通常我會建議患者向醫師爭取晚一點開刀，進行積極的姿勢矯正，例如站姿保持骨盆平衡的位置（收小腹）、加強腹肌與臀肌、放鬆腰大肌及下背部肌肉等。

在疾病管理上，我們要尊重醫師的意見並聽從醫囑，但在脊椎只有輕度滑脫的階段，請向醫師表達願意積極運動復健的想法，在安全且被允許的情況下，盡全力去做自己所能做的最好的事情！

椎管狹窄的迷思

椎管狹窄是老年人常發生的問題，朋友問我：「父親椎管狹窄，醫生說要開刀，究竟該開還是不開？」他很猶豫，畢竟對年紀大的人來說，再小的手術都有風險。

朋友的父親七十八歲，病史七、八年，從客廳走到廁所這樣短短的距離腿部就會疼痛，下肢也無力萎縮，屬於嚴重的椎管狹窄。我告訴朋友：「若是兩個以上醫師都建議開刀，可能非開不可。」但不是所有的椎管狹窄都得開刀，在此分享另一個長輩的例子。

一對老夫婦跟他們的兒子到我的公司，表明要看倒立機。這是一個父慈子孝的家庭，孝順的兒子正想辦法解決父親椎管狹窄的問題。父親八十二歲，每天打太極拳，身體硬朗，但之前走路時腿出現又麻又痛的情況，就醫檢查後，發現椎間盤退化變扁，照核磁共振確認是退變性椎管狹窄，子女已為父親安排一週後自費二十多萬元施行椎管擴張手術。

由於倒立機是高單價商品，我誠懇告知這家人，父親開刀後不一定能使用倒立機，請謹慎考慮，但老先生因為自身受脊椎疾病所苦，購買意願強烈，認為買回家太太及子女都能使用。

椎管狹窄是脊髓管因老化而狹窄（也有人是天生狹窄）產生的問題，好比年久失修的自來水管，由於內壁生鏽造成管腔狹小，出水越來越小，最後導致阻塞、水流中斷。長期姿勢不良常是椎管老化主因，表現在外的特徵是「間歇性跛行」，走一段路下肢就會疼痛，但休息一會兒，會覺得好多了。（間歇性跛行不只「椎管狹窄」這個因素，也可能是慢性動脈阻塞周邊血管疾病，一定要經過醫師專業的診斷，避免延誤病情）。

輕微的椎管狹窄症可以經由鍛鍊身體調整脊椎肌肉結構，利用加強脊椎肌肉支撐力、舒緩腰部壓力、促進循環等方式來改善，而倒立可去除重力放鬆脊椎間關節壓力，這是這家人對倒立機產生興趣的原因。

椎管狹窄不是急症，不像椎間盤突出有急迫性，我看老先生行動還滿靈活的，建議這家人向醫師爭取延緩兩個月開刀，先試試自助自療，以保守性藥物治療＋倒立懸吊＋脊椎運動，配合日常生活正確的坐姿、延伸的站姿，若症狀沒有緩解，再開刀也不遲。

可惜如同大多數椎管狹窄的患者一樣，家人們看了電腦斷層及核磁共振的檢查結果後心生恐懼，急著要老先生開刀。但臨床經驗告訴我，手術後，許多患者經常性的機械性背痛依然存在，因為姿勢不對、缺乏運動，脊椎還是會出同樣的問題。

我看老先生其實很有意願自我生產健康，我還致電給老先生的兒子，希望全家人好好開個家庭會議，考量我先不開刀的建議，畢竟現在症狀很輕，不必那麼急，改以積極創造健康的作法，如果老先生最後不需手術，也因此養成好的生活習慣，脊椎反而會更健康。很慶幸的是，後來老先生來教室上課，運用學到的姿勢矯正方式及自律的運動，逐漸改善椎管狹窄的症狀，身體一天天好起來。雖然開刀不見得不好，但我想表達的是：無論如何，你該學會的功課總是要學會，何不給自己一個健康促進的機會！

同一種症狀在不同人身上，醫療處置往往因人而異，不一定有標準答案，就像朋友的父親情況嚴重，我認同醫師開刀為上策的處置，而我們固然要信任醫師，但也切莫過度依賴醫療。若症狀還不嚴重或緊急，在醫療管理的同時，也進行積極的健康促進，可能是比較妥當的作法。

第七章

健康到老，無病善終

這幾年台灣流行騎腳踏車，我家住淡水，非假日的清晨我有時會沿著淡水河岸騎車到漁人碼頭，欣賞風景之餘，常常會遇到騎很遠一段路來淡水的銀髮族，有獨行俠、有夫妻檔，有時是陣容龐大的整隊車友，他們都已自工作崗位退休，個個神采奕奕，容光煥發。

我稱讚他們身體比年輕人還勇健，長輩們個個露出自豪的神情，熱情分享養生之道，有的說他只吃糙米不吃白米，有的說他都吃冷壓的橄欖油或只吃苦茶油不吃沙拉油，有的秀出自製的堅果饅頭，有的拿出洗切好裝在密封保鮮盒的水果與我分享。

看到這群銀髮族晚年生活如此愉悅，完全沒有「夕陽無限好，只是近黃昏」的悲涼，我相信他們心裡一定有強烈的信念：「我要健康、我要幸福」，也就是他們的內在有跟健康相關的信念設定，才會注重保健並樂於運動。

要病榻纏綿，還是老而彌堅？

如果你去跟身體健康的長輩聊健康話題，你會發現他們的注意力絕不會在自身的小病小痛上，而是樂觀正向，有耐心有恆心的做對的事情，為自己的身體負起更多的責任。

我遇到過去老病人（就是給我當頭棒喝的老奶奶）的那家安養院共有四層樓，住四樓及三樓的老人行動不方便，以輪椅代步，不過還能自行進食；住二樓的老人也坐輪椅，但因中風等疾病手腳麻痺無力，無法自行進食，必須人工餵食；一樓住的都是長期臥床的久病老人，完全沒有行動能力，包著成人紙尿布，吃飯、翻身、盥洗、清潔身體……統統得仰靠醫護人員、看護或家人，這家安養院已經算是品質很好的安養院，但一樓的病人或多或少還是有褥瘡。他們活著，但活得很沒尊嚴很痛苦。

那時我三十歲，每次去安養院當志工，看到一、二樓的這些長輩的慘況，我就問自己，我年紀大了會不會變成這個樣子？要怎麼樣晚年才不會這麼淒慘？

後來我在百略醫學集團擔任健康學院館長職務時，終於知道一個人會老臥在床或健康到老的原因是什麼了。

那天我們與台北市士林區健康服務中心合辦健康講座活動，為一群長輩講解生活飲食及運動的重要。這班「老」學生都有著輕重不一的糖尿病或高血壓，被健康服務中心認定「生活習慣不良，而且頑固不改」，連簡單的「晚上八點鐘以後不要吃東西」這樣的生活守則都不願意遵從，家人限制他們不當的飲食，還生氣動怒，可以說，這些長輩都是未來中風或洗腎的「候選人」。

上課時，我詳細說明糖尿病患者的飲食禁忌與注意事項，動之以情、說之以理，請老人家們要自律要忌口，有一個老伯伯舉手打斷我上課，他用台語說：「老師，怎麼吃我都知道啦，可是我跟你講『吃乎死，卡贏死無吃』」（意為生前盡情吃自己喜歡吃的東西，就算不健康吃死了，總比生命走到盡頭時都沒吃來得好），他的發言引起滿堂喝采，在座其他長者紛紛叫好、大笑附和。

如同我決定轉行是以前的老病人重重給我一棒，這次這群「不聽話」的長輩再重重給了我一棒。當時我腦袋轟一聲，對於年老之後為什麼有人只能躺在安養院病床上看天花板，而有人則可以自在悠閒享受退休生活，我找到答案了！

我領悟到原來決定一個人「病榻纏綿」或「老而彌堅」的關鍵點，就是這個人對自己的身體有沒有負起責任！這是宇宙的定理之一，就是你如果沒有對你所擁有的東西負起責任，你就無法擁有那個東西！

這群來上課的老人家，都認為他的身體是別人要負責任的，這個「別人」，指的是醫師護士、國民健康署、健康保險署、自己的老伴、自己的子女，甚至健康服務中心都有責任，總之，他自己一點責任都沒有，旁邊的人都急死了，與我何干？他們還悠哉悠哉大口吃肉、大口喝酒，皇帝不急，急死太監！

但「不干我事」的結果，就是血壓飆高了還不控制飲食，結果中風癱瘓不能動彈，或糖尿病引發失明奪走視力或必須截肢，或洗腎洗一輩子……。

領悟這一點後，我如同吃下一顆定心丸，我知道不用在年老時「憑運氣」

了，只要從現在起對自己的身體負起責任，我就能健康到老！

儲存健康的老本

我開始留意周圍長輩是怎麼過日子的，發現一位長輩堪稱楷模。他注重養生，飲食自律，不胡亂吃東西，他還用心挑選烹調用油自己下廚，每天出門運動之外，也會和親友家人去KTV高歌歡唱，日子過得有滋有味、有聲有色。

他九十多歲的一天，由於小感冒覺得不舒服，跟家人說他要去睡個午覺，就沒有再醒過來，家人並沒有太悲傷，大家都覺得他好有福氣，因為他這樣的情況，完全就是春秋戰國時代道家大師列子說的「可以死而死，天福也」（接在這句話之後的是「可以死而不死，天罰也」，一個人如果活到這種地步，也太悲慘了）。

年老時如同這位長輩安詳離世，是我人生的夢想之一。

我有很多夢想，我希望年老時，還可以隨時跟太太及好友出國體驗不同生活，可以在非洲草原星空下煮咖啡、乘著破冰船遊阿拉斯加……，旅行結束回到溫暖可愛的家，不是悠閒的在院子裡蒔花弄草，就是到公園教民眾太極拳、練八段錦，晚年生活如此，豈不快哉！

但要擁有這樣的生活，首先要擁有健康。我比較貪心，我不只想健康到老，還想跟這位長輩一樣，無病善終！

我們如果從現在起對自己的身體負起責任，你所做的健走跟脊椎運動，就是儲存你健康的老本，這比你在銀行的存款數字重要太多了。尤其如果你像我一樣曾經從三樓摔到一樓，脊椎骨折，好幾個月躺在床上不能動，你將深刻體會，能動是多麼幸福的一件事，你邊做運動會邊笑的！

無病善終，代表著這個人直到生命最後一刻都是健健康康的，沒有遭受病魔折磨，沒有拖累親愛的家人，人生以優雅的姿態謝幕。或許有人不喜歡「善終」這個字眼，但一旦以豁達的心來看待與面對人生最後的結局，將會有更多的領悟。

台灣老人臨終前臥病達七年！

我們為什麼日常生活中要重視行、立、坐、臥的姿勢？為什麼要養成並維持運動的習慣？不是為了解決眼前腰酸背痛的問題，或者是矯正難看的姿態，這些小問題在你設定了「健康到老，無病善終」的大目標並執行後將自然消失。以後如果再有人悲觀的跟你說「年紀大一定會生病」，你就知道這不是真的，這種話只是人們用來安慰已經病痛纏身的老人。

事實是：當我們決定從現在起對身體負起更多責任，我們決定站在自己健康的主導點上，我們不但有主導健康的意願，也透過獲取新知而有主導的能力，將來我們年老時，雖然身體機能比起年輕時差了些，但還是能擁有愉快的生活，最後無病善終，了無遺憾。

我們要相信自己做得到！

行政院負責督導社會福利業務的政務委員馮燕曾指出，在台灣，老人臨終前平均臥床時間長達七年；但是在芬蘭，政策目標卻可以做到十四天。與其依賴醫療「事後補網」，為什麼不事前開發身體智慧，讓自己擁有自在、健康的晚年生活。

有句話說：「年輕看學歷，中年看經歷，老年看病歷」，只要我們有健康的生活型態、正確的坐姿、均衡的飲食，睡前做筋膜放鬆運動、晨起做強背運動，一個星期健走三天，老年時，我們拿出手的將是健康履歷！由衷的希望，未來的日子裡，「自我健康促進」將成為人們最熱門的運動！

Part 3

知脊知彼，樂活到老

台灣邁入高齡化社會，平均壽命男性七十六 · 七歲、女性八十三 · 二歲，台灣整體的平均壽命達到八十歲，活到「七老八十」已是常態，你勾勒過你老年的樣子嗎？你規劃過你的老年生活嗎？

以我而言，「健康到老，無病善終」是我的夢想，因為擁有健康，老年生活能多采多姿，也才可能不受病痛折磨走完這一生。為了這個夢想，我注重並力行脊椎保健，並以推廣健康促進為志業。

晚年的你是老態龍鍾還是老當益壯，取決於你的行動力，趕快檢測自己的脊椎功能是否正常，並且運動強身。當一個人對自己的身體負起責任，他的身體會更健康，生命也更自由，期盼大家建立正確的生活型態，累積無價的健康資產！

第八章

十二種脊椎自我檢測法

你的脊椎功能正常嗎？

沒有症狀不代表健康。例如，你的頸肩腰背沒有疼痛僵硬或不適感，並不代表功能完全正常，可能已經有某種程度功能失常，只是還沒顯現。好比心血管疾病，心臟功能失常，將逐漸導致大動脈硬化或狹窄，最終引起血管阻塞，其表現出來的症狀就是疼痛，也就是我們所稱的心臟病。同樣的，你的背部功能也可能已失常多時，但自己毫不知情，隨著脊柱功能持續弱化，累積的影響匯集成劇烈的疼痛，即使控制、緩解了疼痛，背部也會變得脆弱，而且容易引起其他腰背方面的毛病。

每個人都需要接受脊椎功能健康檢測，評估脊柱的健康狀態，找出危害脊椎健康的禍因，及早發現潛在問題。

或許你會覺得測驗的成績跟年齡有關，但臨床上經常可以看到年紀大的中老年人，脊椎功能很正常，反而三十歲出頭的年輕人卻嚴重功能失常，這意味許多因素都會導致脊椎功能失常，老化或肥胖只是其中一項，但功能失常就代表你過去有某些「姿勢異常」的壞習慣，使得脊椎無法正常運作，跟年齡沒有絕對或直接關係，關鍵在於你過去是否維持著好的生活型態、正確姿勢與運動。

以下提供十二種脊推自我檢測法，我的網站上也有免費的教學影片可邊看邊做。檢測後請記得在第一五七頁的「檢查與加強項目對照表」上，記錄你的檢測結果，並搭配第十章「B系列—功能訓練」的脊椎運動強化鍛鍊。

在此特別提醒，**身體不適者請勿檢測，一定要注意自身安全，不可太勉強，自覺不適或不妥，立刻停止！**家中長輩進行檢測時，務必有人在旁邊維護老人家安全。

1 肩關節活動度測試

很多人因為長期駝背，到了五、六十歲時，肩關節就容易卡住，很多角度轉不過去，無法正常活動，導致關節活動不足，肌腱鈣化或纖維化，嚴重者還須開刀進行肌腱的修復，不可不慎。

可加強訓練的運動

B1 側躺畫圓 (P.178)，B2 展翅飛翔 (P.180)

步驟

❶ 先抬起右手往前平舉。

❷ 從左方繞過頭部，手掌貼於左側耳朵旁。

❸ 以手心向下的姿勢，將右手劃過後腦勺，來到右肩膀上方。

❹ 將手掌翻轉向上，在沿著右肩前方、身體前側邊慢慢放下。以上為「纏頭」檢測方式。（左右兩邊無先後順序分別，在此是以先測試右肩為例）

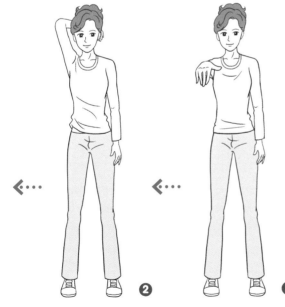

❶

❷

❺ 抬起左手往前平舉，手心向上，往右方畫圓弧形，手掌貼於右側耳朵。

❻ 左手繞過後腦勺後，來到左肩前，保持手心朝向自己的方向，手再沿著身體前方順勢放下。以上為「裹腦」檢測方式。

說明

- 進行「纏頭裹腦」動作時，過程應流暢無卡住或感受到疼痛。
- 如果有痛感，例如在步驟2時做繞頭動作時，手肘無法往後拉開，表示肌腱已經受到牽拉，活動度已僵硬。又或是在步驟3旋轉而下的過程中肩膀會疼痛，表示肩關節活動度已降低。
- 當手到達肩膀部位時，手肘需向外開，不可往內縮。

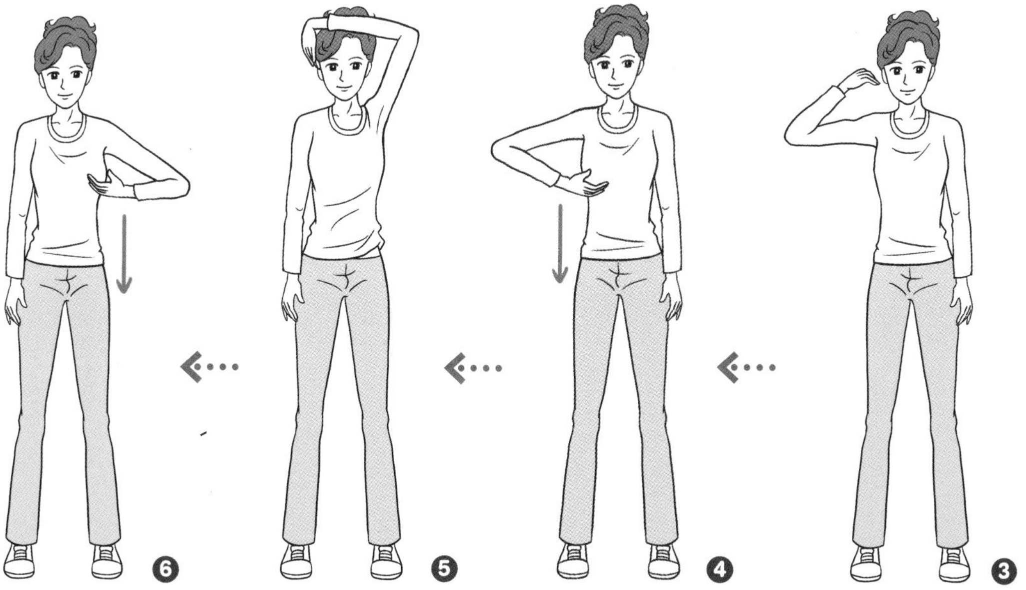

2

肩胛帶柔軟度測試

肩胛帶是胸骨、鎖骨、肱骨到肩胛骨連結起來的統稱，連肩頸的肌肉都會受到牽引。如果肩胛帶不順暢，就容易有頸背酸痛、甚至膏肓疼痛的問題。

可加強訓練的運動

B1 側躺畫圓(P.178)，B2 展翅飛翔(P.180)

步驟

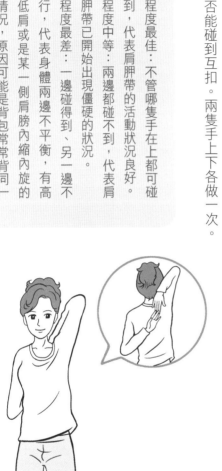

雙手一上一下放到背後，測試雙手手指是否能碰到互扣。兩隻手上下各做一次。

說明

- 程度最佳：不管哪隻手在上都可碰到，代表肩胛帶的活動狀況良好。
- 程度中等：兩邊都碰不到，代表肩胛帶已開始出現僵硬的狀況。
- 程度最差：一邊碰得到、另一邊不行，代表身體兩邊不平衡，有高低肩或是某一側肩膀內縮內旋的情況，原因可能是背包常常背同一邊、側趴睡或其他因素。

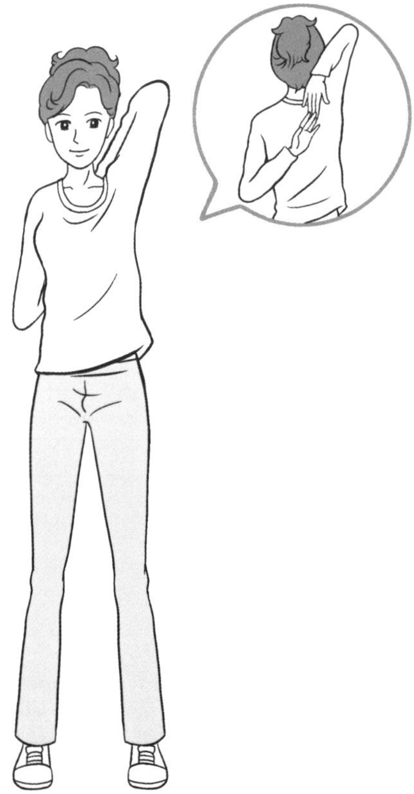

優酷　YouTube

3 股四頭肌柔軟度測試

股四頭肌就是大腿前側的大肌肉，從大腿前方一直延伸到膝蓋骨。

如果股四頭肌過於緊繃，會使骨盆前傾（看起來臀部會特別翹，腰部往前推，上腹部凸出），腰椎前凸，讓身體重心擠壓在腰椎後關節上。

可加強訓練的運動

B5 股四頭肌伸展 (P.186)

步驟

❶ 兩人合作，受測者趴下來，另一人坐在身旁協助。

❷ 協助者先將一手輕壓在受測者坐骨上以固定骨盆，另一手抓住同側腳踝處，以受測者不會感受到明顯疼痛為原則，將腳往臀部彎曲並試著觸碰到臀部。

說明

- 此測試是以拉大腿的筋的方式，以檢測其柔軟度。
- 腳跟與臀部距離越短越佳。

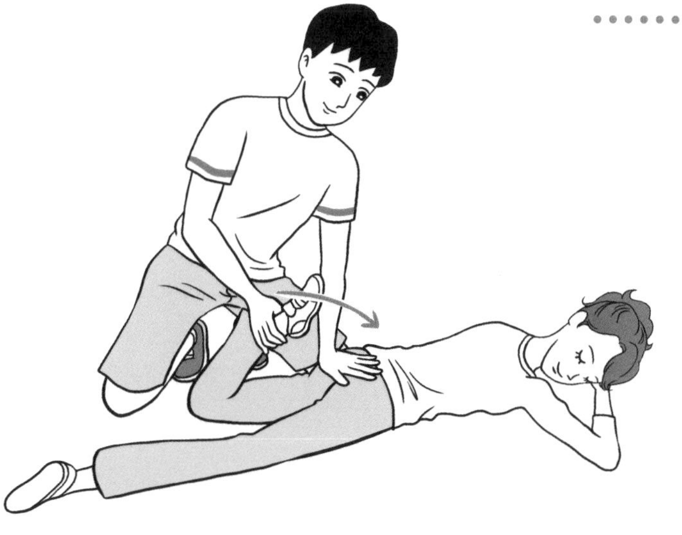

4

胸椎活動度測試

這個測試除了能瞭解胸椎的活動度外，同時也能檢測到頸椎與肩胛骨部位，並了解自己是否已有駝背（也就是胸椎後弓呈倒C字型）、頭前傾、肩膀內縮等壞姿勢，以及自己是不是未來的駝背高危險群。

長期持續駝背姿態容易產生頭痛、頭暈、眼睛乾澀、膏肓痛、胸悶、胃痛、肩膀酸痛或五十肩等症狀。雖然這些症狀好發於五、六十歲以上，但年輕族群如果沒有通過此檢測，代表你的胸椎與肩胛已開始僵硬，或是胸廓相關肌肉（如胸大肌或闊背肌）緊縮，未來身體機能退化後，就會形成駝背姿態。

可加強訓練的運動

B1 側躺畫圓 (P.178)，B2 展翅飛翔 (P.180)

步驟

❶ 身體靠牆，腳離牆面約三十公分，呈微微半蹲狀，並縮小腹。（縮小腹不只是縮肚子，而是要讓腹肌收縮，將恥骨往上提，讓整個背部能壓平貼在牆面上）

頭靠在牆上，並盡量讓下巴收緊，使額頭和下巴呈一直線。

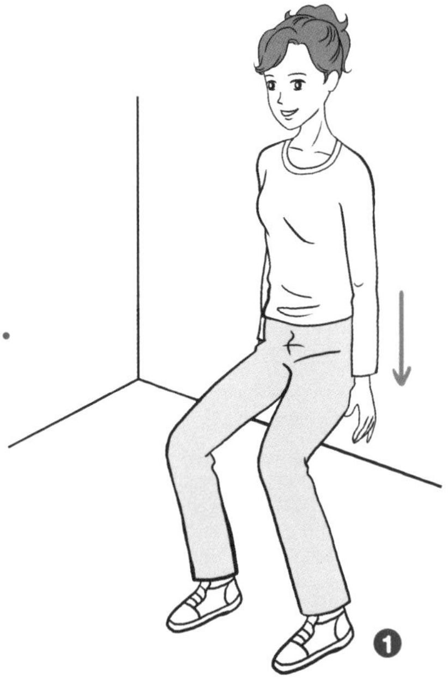

優酷 YouTube

❷ 雙手伸直慢慢往上抬，試著將手臂完全貼平在牆面上，且同時腰部不可出現空隙（胸椎若略拱起無妨）。如果可以做到代表合格，做不到就是功能失常。

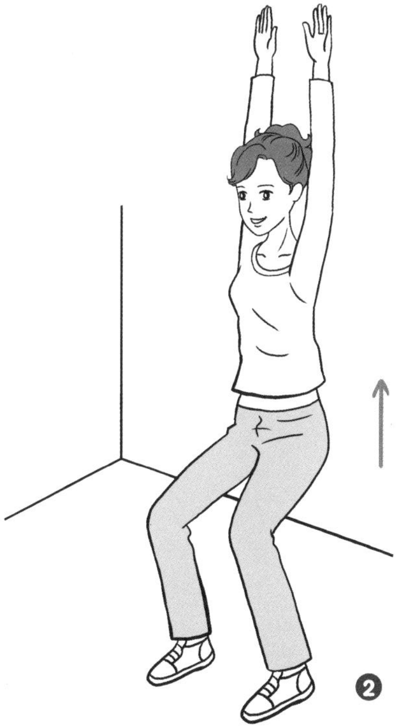

❷

說明

- 在步驟2中，當頭部靠在牆面上，下巴會自然地微微往前凸，這時略為低頭，收緊下巴，且額頭和下巴能呈一直線，代表頸部前後的柔軟度佳。如果頭部無法往後貼近牆壁；或頭碰得到牆、但下巴無法收緊（即額頭與下巴無法在同一條直線上），代表頸椎已開始僵硬（但仍可繼續往下進行檢測步驟）。
- 在步驟3雙手上抬的過程中，如果尚未貼平牆面，但再抬上去就會使腰部懸空的話，當手和牆面所呈現的夾角越大，表示有越多需要進步的空間，也是代表功能失常。另外，如果雙手有一前一後的狀況，則代表你的胸椎可能有側彎的現象，或是肌肉拉力不平衡。

5 骨盆帶功能測試

可加強訓練的運動

請找相關專家進一步檢查

骨盆帶是人體最主要的重量傳遞結構，包含股關節、薦髂關節、腰薦關節、恥骨聯合等關節，加上許多肌肉協同運作。

此檢測不合格者，通常在椅子上坐下或站起來時會有困難，若有這種情況，請迅速停止任何進行中的健身運動，先尋求專業人士如體適能專家、復健醫師的評估，找出有問題的地方並先進行改善，才不會產生更大的運動傷害。

步驟

❶ 找一張高度跟膝蓋差不多的椅子，例如餐桌椅、辦公椅（勿用沙發椅）。

雙腳與肩同寬站在椅子前，膝蓋後方微微碰到椅子，雙手交叉平握放在胸前。

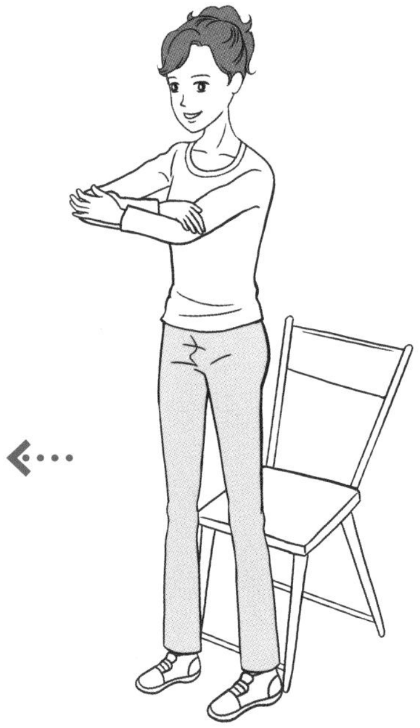

❶

優酷　YouTube

❷ 身體在保持直立或輕微傾斜的狀態下，緩慢的往下坐。

❸ 完全坐下後，再以同樣的姿態緩緩站起來。

說明

- 不正常狀態A：在步驟2坐下的過程中會卡住，除非把屁股往後頂出去才能順利坐下；或是無法維持定速，會突然控制不了，快速地坐下去。
- 不正常狀態B：在步驟3要站起來時，需要身體過度傾斜，或彎腰、或非常吃力才站得起來。

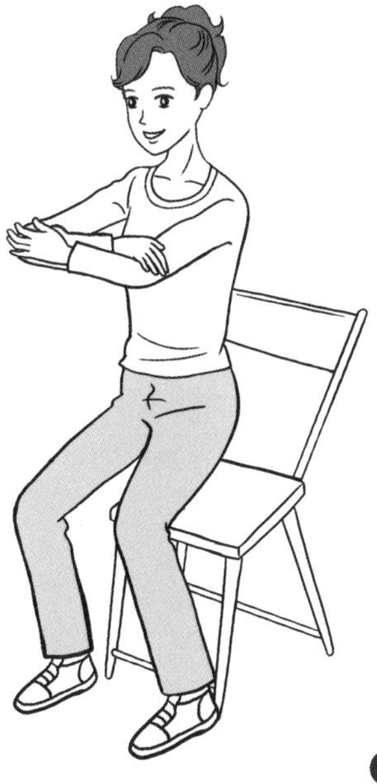
❷

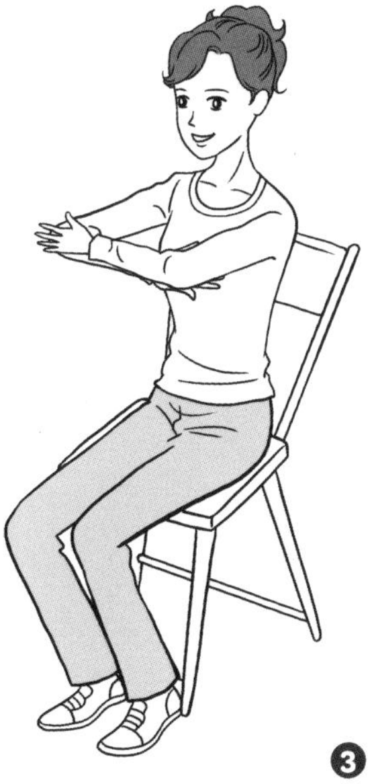
❸

6 腿後肌群柔軟度測試

可加強訓練的運動

B3 腿後伸展 (P.182)，B4 俯臥交叉上舉 (P.184)

腿後肌是指從坐骨往下延伸到膝蓋後側的肌肉（半腱肌、半膜肌、股二頭肌），主要功能是膝關節屈曲或髖關節伸直。

現代人在工作時常處於久坐的姿態，膝關節也常處於彎曲的姿勢，容易使腿後肌群縮短，長期下來便造成緊繃，柔軟度也變差，並使得髖關節的活動角度受限。在彎腰時，就會代償使腰部後凸、腰椎承受比較大的壓力，容易腰酸背痛之外，更是椎間盤突出的候選人。

步驟

❶ 身體靠著牆壁，雙手自然下垂，雙腳離牆壁約三十公分。注意膝蓋不可過度伸直（鎖死）或過彎。

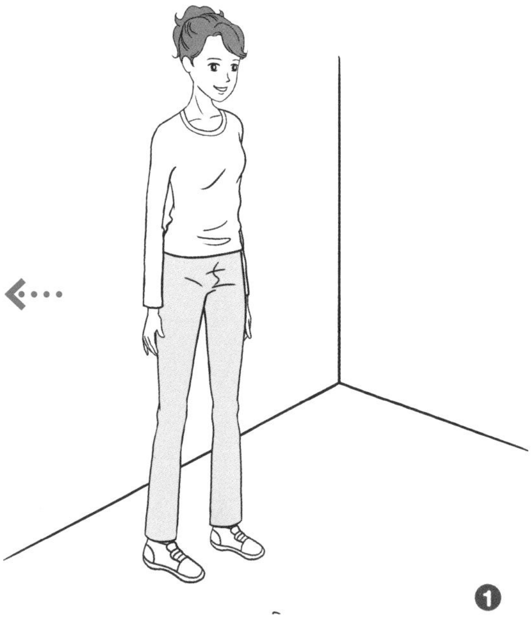

❶

優酷

YouTube

❷ 身體放鬆，一節一節彎腰下去，在不勉強的情況下，試著將手指觸碰地面。

說明

- 程度最佳：整個手掌可平貼地面。
  程度中等：手指可碰觸地面或踝關節處以下。
  輕微失常：手只能伸展至膝蓋下方（脛骨結節）至踝關節之處。
  嚴重失常：手無法伸展超過膝蓋下方處。
- 注意：請切記！這不是比賽，輕鬆的以髖關節為支點前彎即可，不可過度勉強彎腰。
  若有腰痛症狀，坐骨神經痛、椎間盤突出者，請不要做這一項檢測。

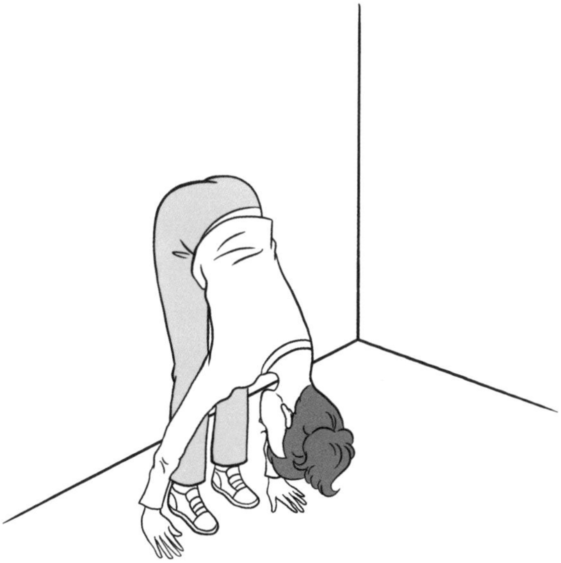

❷

7 股四頭肌肌耐力測試

肌耐力是指肌肉維持使用某種肌力時，能持續用力的時間或反覆次數，也可以將運動長時間維持在相同的強度上。

大腿肌力不足者，會在身體前彎或蹲下時，讓腰部做很多代償，也會使膝蓋關節負荷過多。經常腰酸或膝蓋疼痛退化的人，需要強化股四頭肌的強度。

可加強訓練的運動

B6（靠牆）蹲舉 (P.188)

步驟

❶ 背靠著牆壁，雙手往後扶住牆面，幫助身體穩定。雙腳離牆壁約三十公分。

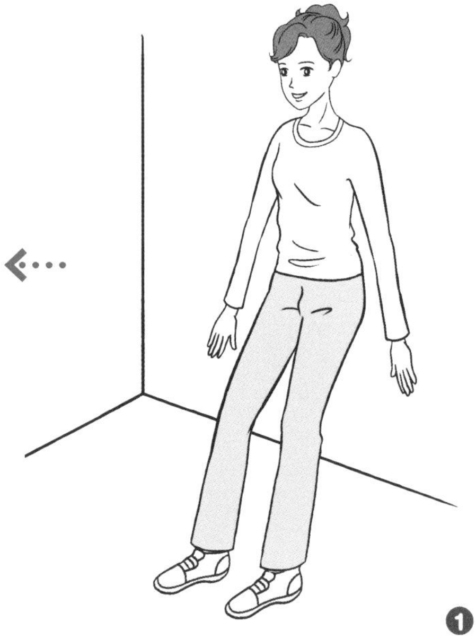
❶

優酷　YouTube

❷ 雙手插腰，以背部貼著牆面的姿勢慢慢往下滑，直到大腿與小腿呈現九十度。

膝蓋要保持在腳踝上方（或略超過一點亦可）。

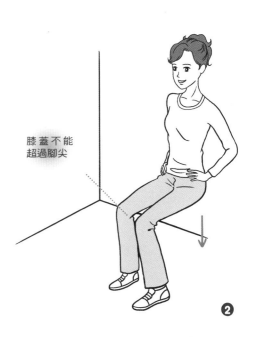

❷

說明

- 在做步驟2時，膝蓋絕對不能超過腳尖，否則會使膝蓋韌帶的負荷過大，容易受傷。膝蓋正不舒服或年長的長輩請勿測試。
- 正常標準為能輕鬆維持此姿勢至少四十秒鐘以上，這也是六十歲以上的最低標準，一般建議至少維持六十秒以上為理想。自覺非常辛苦、費力或坐不到四十秒者，必須加強股四頭肌的力量。

優酷　YouTube

8 原地踏步測試

此測試有許多有關平衡的因素會影響結果，在此僅針脊椎的對稱平衡問題，做概括式的評估，目的是看自己的身體如何透過脊柱及骨盆，將重量分散在兩隻腳。

可加強訓練的運動

B7 樹式 (P.190)

步驟

先原地大踏步一陣子，待認為身體已平衡時，閉上眼睛繼續踏步約七十下，停止時於原地不動，並張開眼確認位置狀態。

說明

- 正常標準是前後左右偏移不超過三十公分，左右旋轉角度不超過三十度。
- 若未達標準，代表身體已有失衡現象，例如左右肌力不平衡、缺乏核心肌力、脊椎側彎或骨盆歪斜的狀況，需進行姿勢矯正及對稱平衡運動，改善核心力量。
- 測試時最好兩人一組，一人測試時，另一人幫忙看顧，防止意外。
- 注意：如果閉眼踏步的過程中有暈眩或任何不適的現象，請立即停止。暈眩症患者，或閉眼無法平衡者，感覺不適者請勿測試。

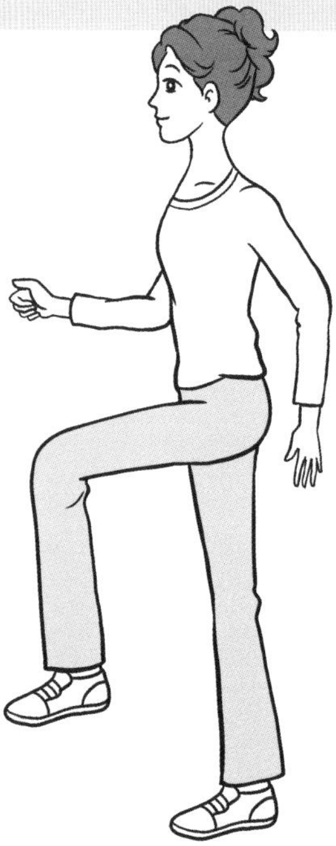

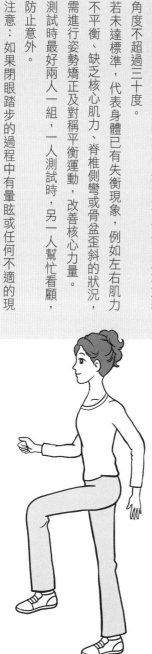

優酷　YouTube

9 雙腿抬直測試

此測試是藉由控制腹肌將背部貼平在地面上，看腹肌能否在負重情況下，將骨盆維持在平衡的位置。

檢測不合格者，表示腹肌無力，在運動過程中，容易因骨盆過度前傾而導致脊椎前凸甚至滑脫，因此不適合練習瑜珈有關後仰如駱駝式等動作，否則容易傷害腰椎。

可加強訓練的運動

B9 屈膝捲腹 (P.194)

步驟

❶ 二人一組，受測者躺下，膝蓋彎曲，小腿和地面成四十五度；施測者則拿細長的帶子（或筆記本、牛皮紙袋亦可）置於腰部的空隙，並預留可拉取部分。

❷ 受測者先縮小腹將腰部貼緊地板，將測試物壓在地面上，施測者則持續輕拉測試物作為確認標準。

❸ 受測者先一腳抬離地面二十公分，第二隻腳再跟著抬離地面同樣二十公分，但同時也要維持腹肌力量，讓測試物持續被壓住。

說明

- 合格的標準是腳離地後，腰部至少能壓住三秒以上，最好能超過十秒。如果三秒內腰部懸空或無法壓住測試物，都視為腹肌功能失常。
- 施測時，地面最好為硬質平面，不可使用過度柔軟之軟墊，也不能在床上測試，以免測試物是被全身的重量壓在墊子中，而非利用腹肌控制脊椎與骨盆將其壓住。

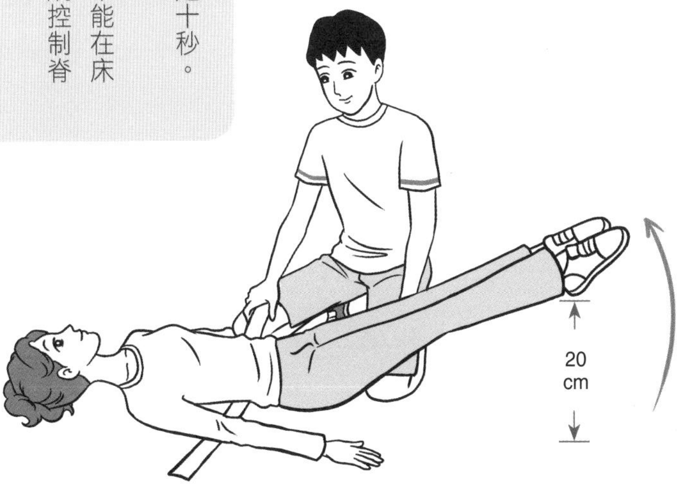

10 平衡測試

這個測試目的在檢測自己的老化程度，了解神經系統如何控制你的肌肉來調整你的平衡。能單腳站立秒數越長，代表平衡能力越好，若左右腳相差五秒以上，代表單側有脊椎側彎，或曾經受傷，使神經系統控制肌肉的能力變差，需加強更多有關平衡的練習。此測試還可進一步閉著眼睛進行，如果站立不能超過十五秒，表示平衡感已退化到了六、七十歲的程度。

可加強訓練的運動

B-7
樹式
(P.190)

步驟

❶ 先把雙手張開，一隻腳先輕輕點地（藉此先讓身體習慣單腳支撐），接著再把點地的腳離開地面，腳底貼於另一腳內側。

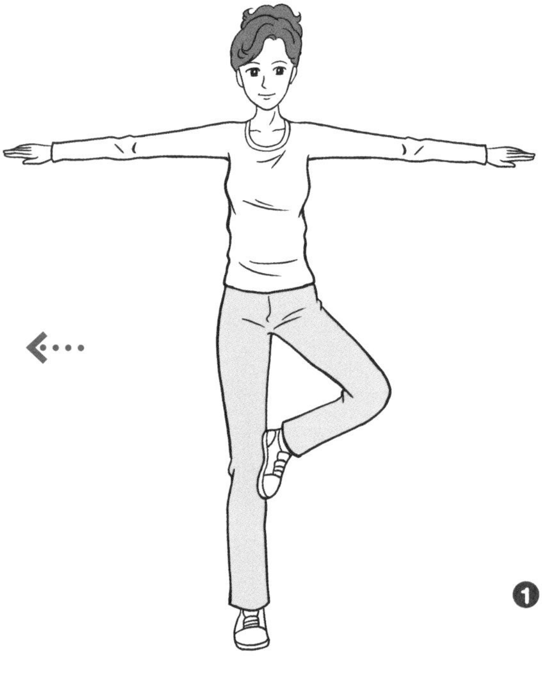
❶

優酷　YouTube

❷ 如果可以維持平衡，便可將雙手收起來（手臂交叉平舉，與肩膀齊平）提升難度。

如果可順利平衡時，便嘗試將眼睛閉上。若能維持平衡超過十五秒以上才算正常，十五秒以下算功能失常。

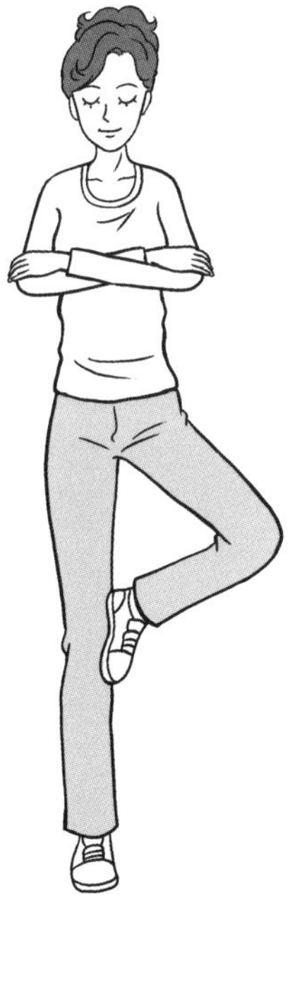

❷

說明

- 左右腳都要測試，且兩邊測試都要超過十五秒（目標是要超過三十秒）。
- 如果一腳平衡較好、一腳較差，但兩腳測試結果相差五秒以上，一樣是算功能失常，需要加強左右平衡。
- 注意：安全為上，尤其家中長輩進行時請務必有人在旁邊維護安全，自覺不安全或閉眼就暈眩者請勿測試。

11 仰臥起坐測試

這是我最重視的脊椎功能測試項目，主要用來評估脊柱關節柔軟度，這項檢測結果如果不佳，代表脊柱過於僵硬，壓力無法分散而容易疲勞酸痛。測驗過程不能靠猛然用力或晃動手臂來協助，也不能請人壓腳，雙腳更不能離地。

可加強訓練的運動

B8 捲體向下 (P.192)

A 非常好的等級

步驟

❶ 平躺，膝蓋彎曲，小腿與地板成四十五度角，雙腳平放在地板上。

❷ 雙手輕握拳放在耳朵旁，手肘相互靠近，然後慢慢將背部及肩膀抬離地面，直至完全坐起，雙腳絲毫不能離地。

說明

- 這表示你脊柱所有關節的活動度非常好，足夠使沉重的上半身彎曲，將重力中心往下移。通常十個人當中只有一個人能有這麼好的成績！

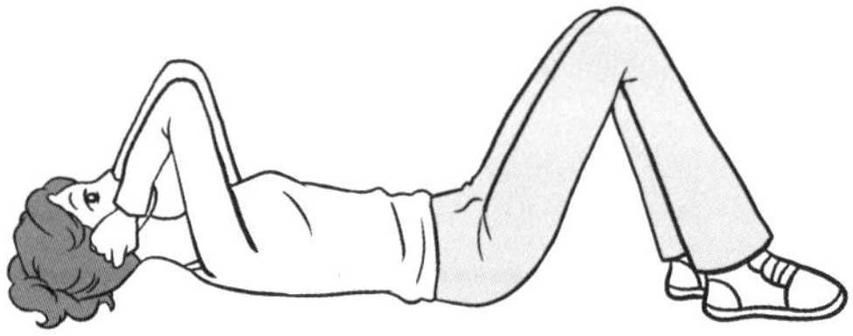
❶

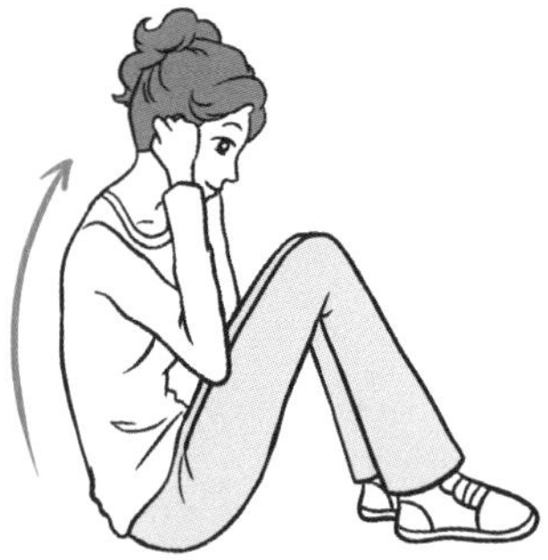
❷

優酷

YouTube

B良好

步驟

如果上一個動作你無法坐起來，則退而求其次。將手臂交疊在胸前，再試著慢慢坐起來。

說明

● 如果你能夠完成這個動作，表示你是在「良好」等級，說明你脊柱關節的柔軟性方面還算正常，請繼續保持。

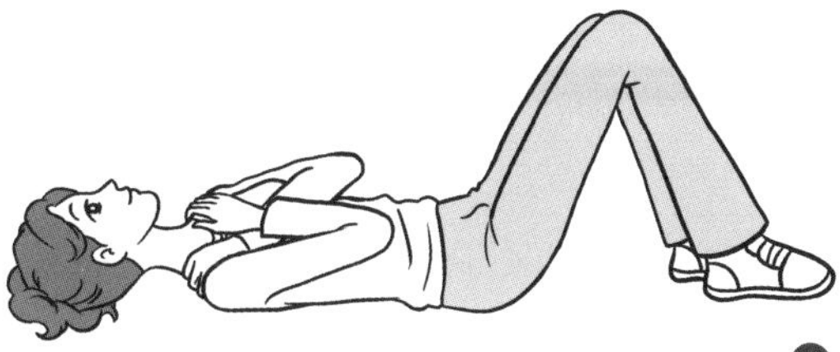

❶

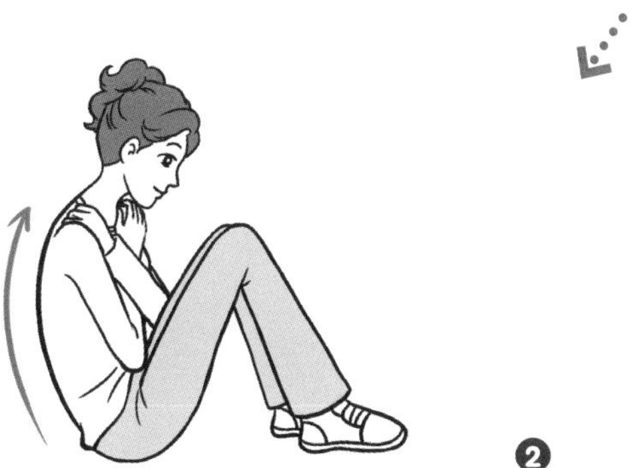

❷

C 功能失常

步驟

如果第二個方式你仍然無法坐起來，更退一步將手臂向前伸直，再試看看能不能坐起來。

如果能夠完成這個動作，那麼你是在「功能失常」這個等級。

說明

● 手臂要向前伸直才坐得起來，代表你脊柱關節的柔軟性欠佳，這是下背功能失常最早出現的徵兆之一，容易造成腰背肌肉僵硬或緊繃。

不過這個狀況還不算太嚴重，只要好好執行強背運動計畫，很快就會改善喔！

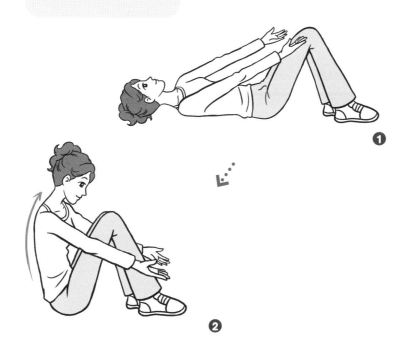

優酷 YouTube

D嚴重功能失常

步驟

在仰躺且膝蓋彎曲狀態下，無論如何就是無法坐起來，代表你脊柱關節的活動度嚴重不足。你的身體明明白白告訴你，脊柱已經僵硬而失去柔軟度了。

不管你現在有沒有酸痛的症狀出現，但這都是日後造成骨刺增生、整體功能與活力低下的徵兆喔！

說明

● 雖然這個測試動作需要腹部及手臂的力量，但真正的目的是觀察頭，肩，胸部等較重部位，與膝蓋腿部等較輕部位的身體重量間的一種平衡，這種平衡必須來自於脊柱所有關節的整體協調與柔軟。

也就是說，如果你的脊柱跟一根棍子一樣硬邦邦的，那麼重心就無法順利往下移，所以無法通過這個測試。

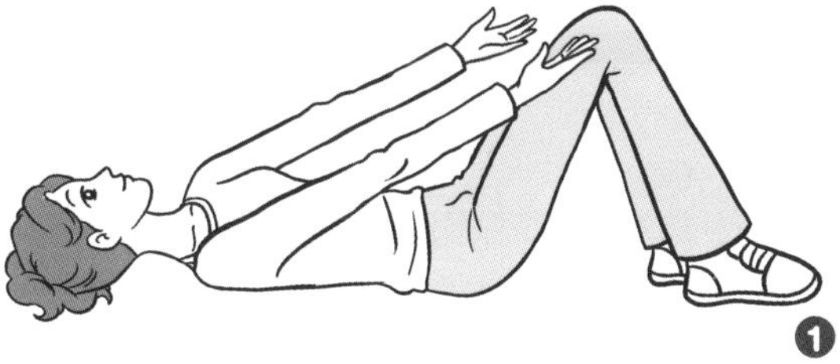

❶

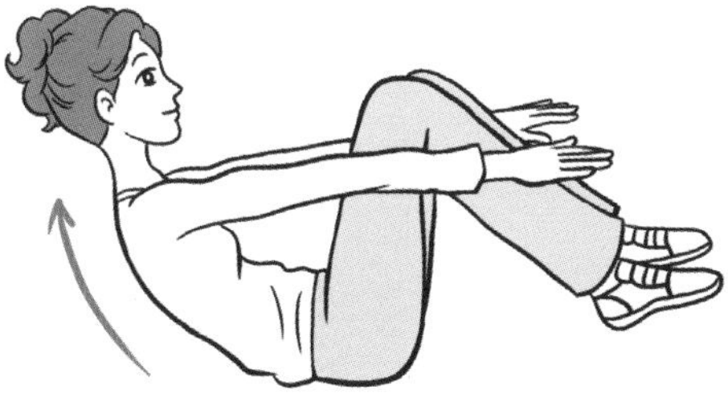

❷

12 髖部屈肌測試

這項測驗主要測量腰大肌是否保有柔軟度及延展性。

腰大肌是從脊椎側面為起點跨過骨盆連結到大腿骨的肌肉，主要功能是屈曲髖關節，也就是抬起大腿的動作。同時它也能使骨盆維持在正常位置，對維持正確姿勢相當重要。腰大肌如果緊縮，是讓一個人骨盆容易前傾、姿勢異常最大的因素。而且腰大肌太緊繃的人在仰躺、雙腳伸直時，會因為肌肉緊縮，使得腰部懸空而無法分散壓力。如果一邊鬆一邊緊，則會讓骨盆產生歪斜、假性長短腳症狀。

可加強訓練的運動

B10 弓箭步伸展 (P.196)

步驟

❶ 背部平躺在地面上，膝蓋彎曲，小腿與地板成四十五度角，雙腳平放在地板上。

❷ 將一腳膝蓋提起帶至胸部，如果可以，用雙手抱住膝蓋貼緊胸部，胸部不可抬起。

❸ 把另外一隻腿慢慢向地板放低，直到肌肉有緊繃感覺為止。

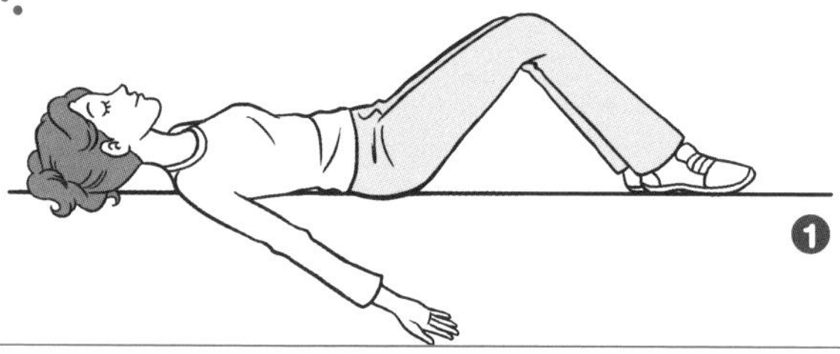

❶

A 良好

步驟

能抱住膝蓋貼胸，另一腿放鬆伸直時，膝蓋下方離地在五公分以內。

說明

- 代表你的腰大肌柔軟度及延展性良好，不會因為腰大肌的緊縮而造成骨盆環不平衡，如此才能維持良好姿勢與脊椎生理曲度。

優酷

YouTube

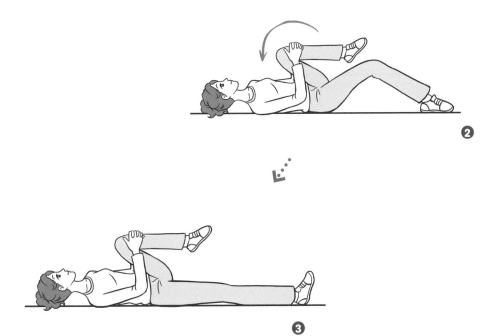

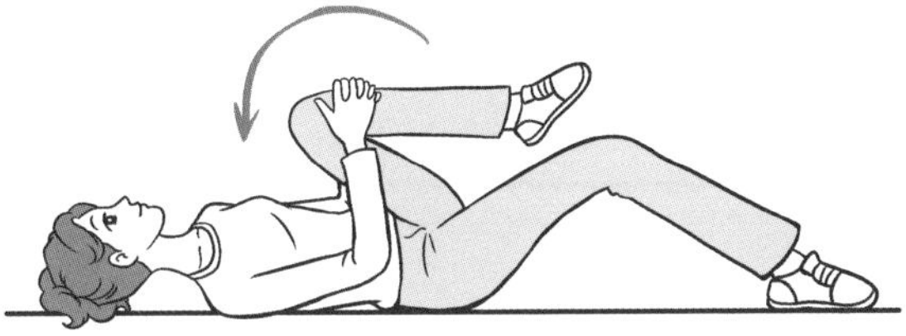

2

3

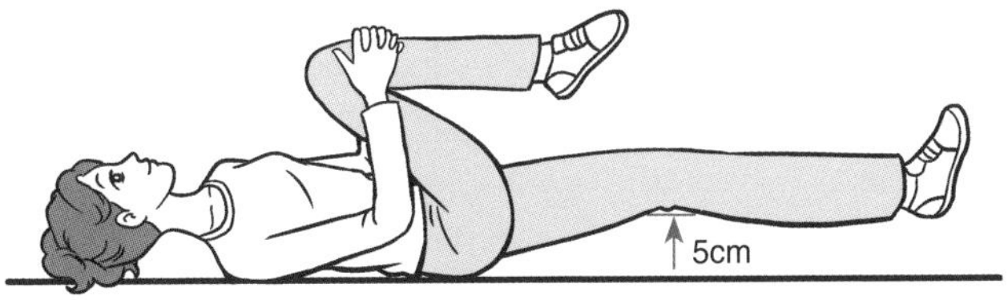

B 功能失常

結果

能抱住膝蓋貼胸，但另一腿放鬆伸直時，膝蓋下方離地在五公分以上、十五公分以下。

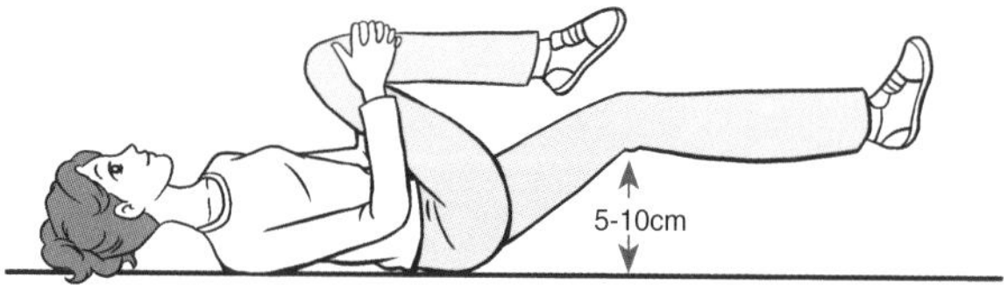

說明

● 你的腰大肌又緊縮又脆弱，無法將骨盆保持在平衡的位置，因此很難保持正確的姿勢。

C 嚴重功能失常

結果

彎曲腿時膝蓋無法貼緊胸部，且有疼痛或不適；或者伸直腿時，膝蓋下方離地十五公分以上。

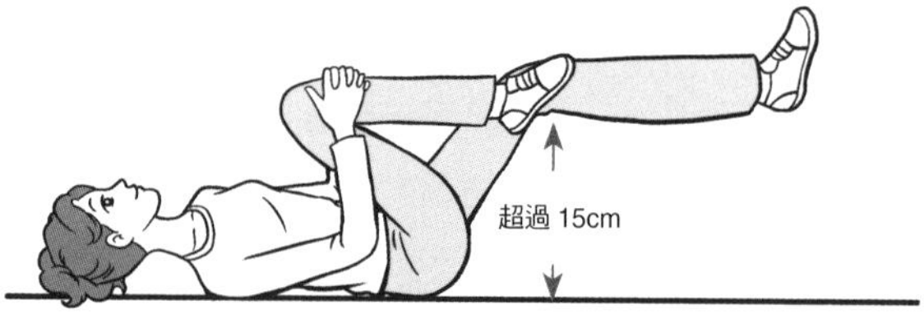

說明

● 你的腰大肌嚴重緊縮與僵硬，無法將骨盆保持在平衡的位置。建議你必須執行下一章介紹的強背運動，早日恢復腰大肌的柔軟度，避免整個脊柱進一步失去平衡。

檢測與加強項目對照表

做完上面十二項脊椎功能評估項目後，檢測不合格的項目，請查看表格第二欄的運動（詳見第十章），這些運動就是你的主菜，需要特別加強。檢測合格、功能正常的項目，則相對應的運動項目就是「小菜」，偶爾還是要練一下。當然，若是時間允許，主菜、小菜全都練更好！

（功能失常，也就是不合格者請打 √）

功能評估項目	功能失常者 必須加強的功能訓練	訓練目的
□ 1 肩關節活動度測試 □ 2 肩胛帶柔軟度測試	B1 側躺畫圓（第 178 頁） B2 展翅飛翔（第 180 頁）	改善駝背、開闊胸懷、活動胸椎關節，放鬆胸大肌。
□ 3 股四頭肌柔軟度測試	B5 股四頭肌伸展（第 186 頁）	放鬆緊縮的股四頭肌。
□ 4 胸椎活動度測試	B1 側躺畫圓（第 178 頁） B2 展翅飛翔（第 180 頁）	改善駝背、開闊胸懷、活動胸椎關節，放鬆胸大肌。
□ 5 骨盆帶功能測試	請找相關專家進一步檢查	接受醫療處置。
□ 6 腿後肌群柔軟度測試	B3 腿後伸展（第 182 頁） B4 俯臥交叉上舉（第 184 頁）	放鬆緊縮的腿後肌群，並加強下背肌群，以保持骨盆平衡。
□ 7 股四頭肌肌耐力測試	B6（靠牆）蹲舉（第 188 頁）	加強大腿肌力，保護膝關節。
□ 8 原地踏步測試	B7 樹式（第 190 頁）	加強平衡，強化神經系統控制肌肉的能力。
□ 9 雙腿抬直測試	B9 屈膝捲腹（第 194 頁）	安全有效的強化腹部肌群。
□ 10 平衡測試	B7 樹式（第 190 頁）	加強平衡，強化神經系統控制肌肉的能力。
□ 11 仰臥起坐測試	B8 捲體向下（第 192 頁）	增進脊柱活動度及強化腹肌。
□ 12 髖部屈肌測試	B10 弓箭步伸展（第 196 頁）	伸展髖部屈肌。

第九章

修復身體從脊開始——強背運動

接下來兩章，我們要來學習一套脊椎健康運動，重建脊椎正常的功能。其中，本章A系列「強背運動」有六個動作，這是脊椎最需要的對稱平衡運動，必須按照順序一氣呵成。第十章的B系列「功能訓練」，則是針對脊椎自我檢測結果，如果有功能失常的項目，需要個別加強練習。

A系列＋B系列最好一起練習，效果將更加倍。建議可參考本書末的「二十一天脊椎健康計畫」小冊子，照表操課，透過加強肌力訓練或放鬆伸展，將長而鬆弛或短而緊縮的肌肉，練回健康的平衡狀態，同時也把緊鎖或過鬆的關節，練回功能正常。

這些運動結合了瑜珈及彼拉提斯的精華，每天只要抽十分鐘到十五分鐘練習，你的腰酸背痛至少可以改善七十％以上，不但是脊椎保健最佳良方，還可以順便提臀瘦小腹及瘦腿！

本章所教的每一個動作，跟脊椎自我檢測一樣，我的網站上皆提供免費教學影片，大家可邊看邊做，同時掃瞄 QR Code 即可觀看影片。

解決千年酸萬年痛，從此脫胎換骨

我推行這套運動計畫多時，從上過我課的學員及聽過我演講的聽眾的反應，這套運動非常有效，受惠者成千上萬，絕大多數有腰酸背痛問題的朋友，都可以藉由這套運動脫胎換骨。如果你將它當作生活中的一部分每天執行，你將得到極大的助益，每天都充滿活力。

在早上起床後做這些運動效果最好，由於人體在睡眠時靜止不動，**剛起床時筋骨最僵硬，所以此時是做脊椎運動的最好時刻，效果也最好**，在一天的活動展開前，就將肌肉、骨骼保持在平衡狀態，將能大幅度的改善各種腰酸背痛的症狀。**不太建議睡前做，因為睡覺前做這種需要用力的運動，會讓交感神經有些亢奮，對某些人來說就不容易入睡了。**

起床後上個廁所喝杯水，就可以開始了，做完強背運動再刷牙，請維持室內空氣流通，可以放點輕音樂放鬆心情。不過請務必在瑜珈墊上或運動用的軟墊上做這項運動，不可在柔軟的床上或沙發練習，因為身體失去支撐，會達不到該有的效果，也不可以直接在硬地板上練習，以免背部受傷。

但**如果你的脊椎正在紅、腫、熱痛、發炎的過程，請不要做這項運動**，「炎」字由兩個「火」組成，脊椎發炎代表脊椎正在刺激性的發紅發漲而且疼痛，此時運動將加重脊椎不適的症狀。但如果你是慢性酸痛，歡迎加入強背運動的行列。若不確定自己的身體狀況能不能做強背運動，可先請教專業醫師，聽取醫師的意見

人人都該做的全民運動

或許你會問，我需要做強背運動嗎？其實只要是直立行走的人類，人人都需要。脊柱是我們身體的支撐系統，除了躺平時，大多數時間脊椎都在承受我們身體的重量，也因為它的負擔如此沉重，每個人終其一生，或多或少都有著與脊柱相關的疾患困擾。如果你正有腰酸背痛的煩惱，這代表過去你脊柱保健工作的失敗；如果你從來沒有腰酸背痛的問題，更應該從預防與管理的角度來保健脊椎。

除此之外，以下兩種族群更是一定要執行強背運動。

四十歲以上的中老年族群

每個人聽到「骨刺」二字都聞之色變，但其實那是老化的正常現象，椎間盤退化引起的相關疾病通常發生在較高的年齡層，大部分四十歲以上的人都會在X光檢查發現一些徵兆，接下來學習的運動，能提供肌肉最大的支撐力，恢復關節功能，將關節與椎間盤的負擔減到最低，有效延緩衰老。

有脊椎慢性症狀困擾者

除了少數因為內科疾病或骨骼本身病變引起的疼痛之外，對許多脊椎問題，如腰肌勞損、輕度骨質疏鬆、脊椎側彎、椎間盤突出、椎管狹窄、僵直性脊柱炎、小面關節炎症狀等問題，這項運動計畫都具備重要的功能。但還是建議必須經過醫師適當的診斷和謹慎的看護，度過急性期之後，再進行這項運動計畫，同時尋求醫師的意見與指導。

運動前心境調整與注意事項

1. 這套脊椎健康運動是基於脊椎關節與肌肉支撐平衡的原理，所發展出來的脊柱平衡康復模式。在獲得保健的資訊與方法後，除了你自己，沒有人能夠真正的幫你，想讓脊椎重回平衡狀態的唯一方法，在於自助自療。
2. 不要低估這項運動計畫的功效。脊柱失衡是經年累月累積的結果，請調整自己的心境與練習節奏，並且耐心練習。
3. 動作越緩慢、效果越好，規劃好每日固定的練習時間，不可在趕時間或急躁的情況及心情下練習，同時也不要操之過急，太急迫或過猛的練習。
4. 練習次數只是一個建議基準，應把握逐漸增加負載的原則，視自己身體的狀況及能力逐漸增加次數。
5. 這不是比賽，請按照圖解上的進展階段來鍛鍊，不必跟他人競賽。
6. 剛開始運動時會有一點點不舒服是正常的，這是由於長久變形的肌肉開始伸展時，自然會產生輕微無法適應或運動過度的現象。但不應該覺得很痛，如果過度疼痛，請立刻停止這項練習，並向醫師或專家諮詢。

7. 學會生理與心理的放鬆，是這個計畫很重要的一點。放鬆的呼吸是改善症狀的秘訣，請多練習腹式呼吸法，尤其在做伸展動作時，緩和的深呼吸將使肌肉產生放鬆的反應，肌肉將可伸展至最自然健康的程度。

8. 不要期待奇蹟出現。這是一項耐心持久的練習，只要合乎要領，依照每個人功能失常嚴重的程度，二至六周後，你就會感到頸肩腰背的輕鬆自在，肌肉充滿彈性，當成效顯現出來後，你會愛上這項運動。

9. 其他的運動項目並不會與這個計畫有所抵觸，全面的健康還需要其他運動的配合，但健康的脊椎是所有運動的基礎，請務必每日執行脊柱調衡運動。關於其他適合你且安全的運動方式，請向體適能專家諮詢。

10. 一般而言，在劇烈疼痛的時候，不應該執行這些運動，應該等到疼痛及痙攣消失之後再開始。如果你正有嚴重脊椎疼痛的困擾或其他健康問題，可以將這個運動計畫拿去請教醫師，有經驗的醫師或許會允許你執行整套計畫，也可能會修改部分內容。

A
0

骨盆傾斜運動

功效

* 開始執行強背運動前很好的暖身操。
* 緩和的活動與舒緩下背部關節。
* 加強動作認知，學會運用腹肌、背肌來控制骨盆的位置。

骨盆是連接上半身與下半身的橋樑，它傾斜的位置關係著脊椎弧度的正確性。此外，骨盆不但是人體骨架的主要連結結構，同時也是人體重量傳遞的主要結構。如果骨盆過度往某一邊傾斜時，將會使上半身脊椎歪曲，也可能造成長短腳、脊椎側彎、關節受到不正常壓迫等問題而引起酸痛。人體姿勢的正確性跟骨盆有很大的關係，影響骨盆的肌肉群有很多，我們必須學會如何控制肌肉讓骨盆保持在最佳位置。為了讓骨盆「待」在正確的位置，我們要多練習骨盆傾斜運動，可以提升自己的動作認知，這也是學會正確收小腹的最關鍵練習！

步驟

❶ 強背運動的基本姿勢：仰臥，膝蓋彎曲，小腿與地板成四十五度角，此時腰部會自然的稍微懸空。

❷ 收縮腹肌以及臀部向後旋轉。

❸ 腰部向下壓，背部平貼地面，讓腰部下的空隙消失，這個姿勢就是骨盆向後傾斜的位置。（此即所謂「收小腹」的動作，做此動作時可想像肚臍貼向地板）

❹ 重複做五至十次，過程中配合緩和的深呼吸。吸氣時放鬆，吐氣時收縮腹部。

在接下來的強背運動中，都要保持「收小腹」姿勢以保護脊椎！

優酷

YouTube

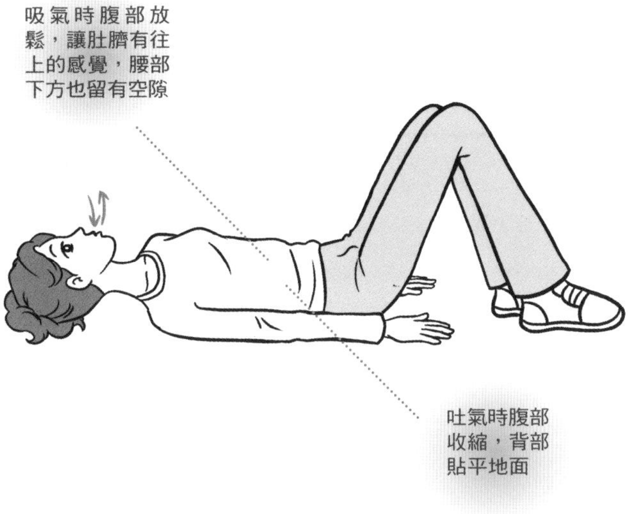
吸氣時腹部放鬆，讓肚臍有往上的感覺，腰部下方也留有空隙
吐氣時腹部收縮，背部貼平地面

說明

- 骨盆傾斜運動除了做為強背運動的暖身動作，最主要是練習如何運用腹肌來控制骨盆的傾斜位置。
- 在站立時很容易骨盆前傾，腰椎前凸，所以最好也要微收小腹，也就是將骨盆保持在最平衡中立的位置。
- 正確的骨盆傾斜位置是保持良好姿勢的關鍵重點，許多人站著時會挺著肚子，腰部彎曲度過大，就是因為沒有正確做好收腹的動作，這是一個非常重要的基礎練習。有健身習慣或練瑜珈的朋友，更要確實學好這個動作。

A 1

抱膝直腿

功效

＊伸展髖屈肌，恢復其柔軟度。
＊使骨盆、脊柱維持在正常的弧度。

髖屈肌是從脊椎側面為起點，跨過骨盆連結到大腿骨的肌肉，主要功能是屈曲髖關節，也就是抬起大腿的動作，同時也使骨盆維持在正常位置，對維持正確姿勢相當重要。髖屈肌如果過度緊縮，將使骨盆過度向前傾斜，造成腰椎向前彎曲的幅度加大，身體重量會壓迫到腰椎後面關節，造成腰痛或肩膀酸痛。睡覺平躺時會腰部懸空，感覺無法放鬆；靠牆站立時腰部也無法貼緊牆面。

為了避免及改善髖屈肌緊縮，請每日進行髖屈肌伸展練習。

步驟

❶ 背部平躺在地面上，屈膝。

❷ 將一隻腳的膝蓋提起帶至胸部，雙手抱膝貼向胸部；另一隻腳放輕鬆，自然伸直。過程中胸部不可抬起離地，在抱膝往胸前移動的過程中，如果感覺輕微不舒服時，就應該停止移動，停留數秒，讓肌肉慢慢伸展與適應。深呼吸，再進一步緩和地將膝蓋更貼近胸部，以求肌肉更伸展與鬆弛，停留在這個位置約二十秒。

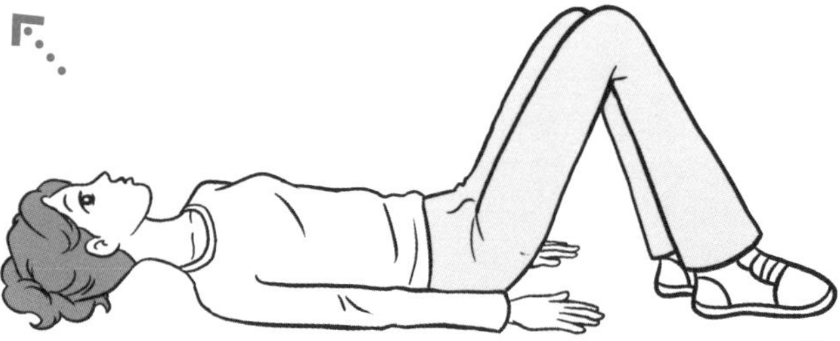
❶

優酷　YouTube

❸ 重複伸展三次，然後換邊練習，伸展過程盡量放鬆的深呼吸。

說明

- 不可強拉到疼痛的程度。
- 練習時力求深呼吸放鬆且伸展肌肉，但不可太勉強。
- 平放的那隻腳如果換邊做時，離地的空隙不同，代表你可能有脊椎側彎的問題，或是骨盆兩邊不太平衡。藉由持續的練習，可以讓雙腳的功能都恢復正常。

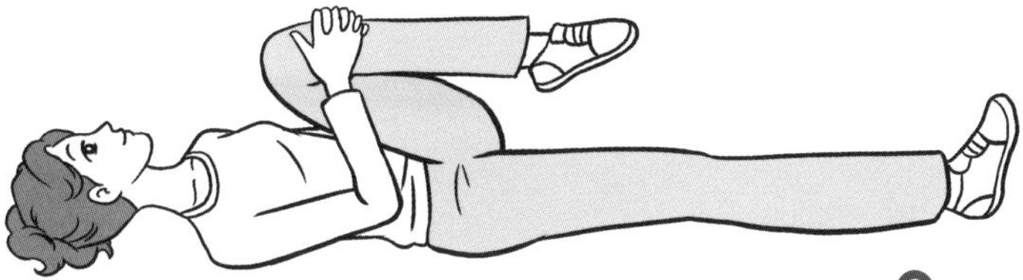

❷

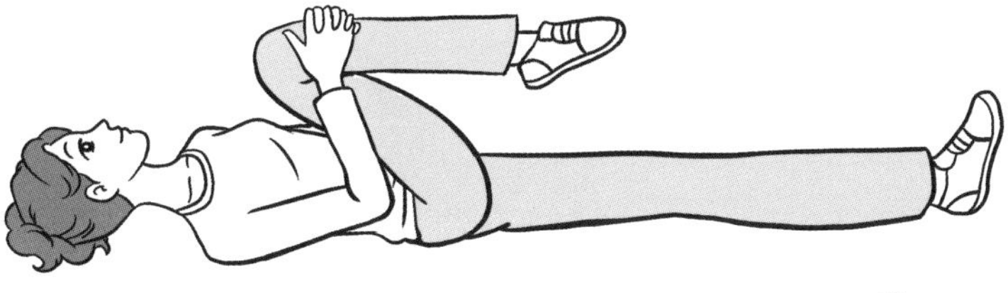

❸

A/2

蜷曲運動

功效

＊鍛鍊腹肌，提供脊柱良好的支撐機制。
＊拉緊走樣鬆弛的腹肌，有助於維持良好體態。

腹肌位於人體腹腔前面，可以提供脊柱前面的支撐，當腹肌能夠維持有力的收縮，就會對腹部內的器官，包括胃部、大小腸等產生一定的壓力，這就是腹部支撐人體力量的來源，有助於人體承受重量，並將力量更平均的分配到整個脊柱。每個人從三十五歲至四十歲開始，每年大約會流失一％的肌肉量。所以許多中年人因為肌肉消失，腹部無力，甚至「中廣」大腹便便，除了體型難看之外，更因為腹肌無法提供脊椎支撐，因而造成脊柱沉重的負擔。

步驟

❶躺在地板上，收小腹，背部壓平，兩腿膝蓋彎曲，雙臂平放向前伸直。
輕輕收縮腹肌，讓骨盆向後傾斜，背部拉平貼住地面。
❷雙腳離地，雙手離地放在大腿兩邊。
❸藉由腹部的用力，將頭與肩膀抬起來，並帶動上半身離地往前挺。保持這個姿勢數到七，再躺回地面。

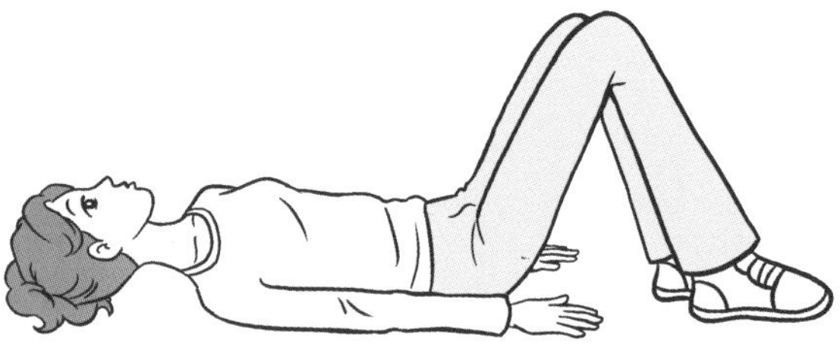

❶

優酷　YouTube

慢慢重覆進行五至十次。過程中要自然呼吸，不可憋氣。

說明

- 有些人在做這個練習的時候，因為腹部的力量不夠，會用頭部的力量牽拉帶動身體，如此反而容易讓脖子受傷。
- 這是個比仰臥起坐更不具傷害性的練習，因為在起身時不會擠壓到腰部，是在平穩的狀態下訓練肌耐力。
- 腹肌若沒有足夠的收縮力，就無法發揮腹肌支撐脊柱的功能，人體後方背部的肌肉就容易因過度疲勞而酸痛。所以很多復健科的醫師都會建議腰酸背痛的病人多練習腹肌，就是這個原因。

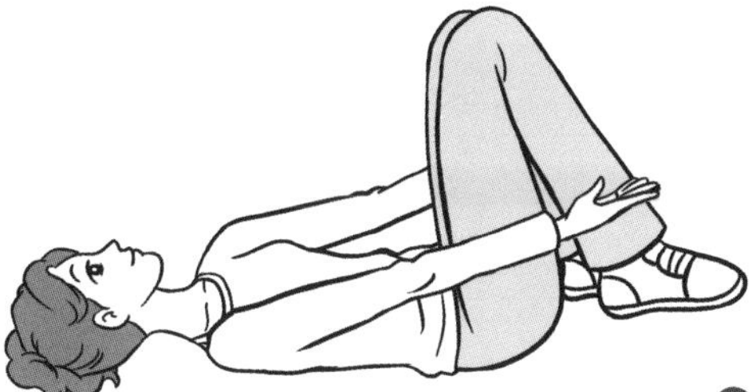

❷

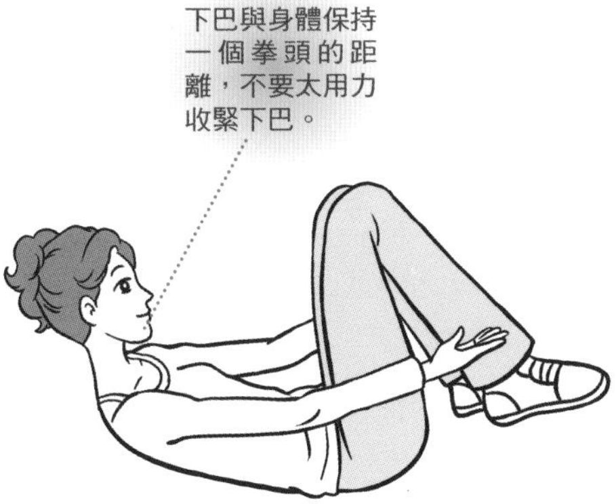
下巴與身體保持一個拳頭的距離，不要太用力收緊下巴。

❸

A 3

山峰山谷運動

功效

＊在無負擔重量的情況下伸展脊椎骨，活動脊椎關節。

＊讓背肌與腹肌的張力恢復平衡，活動伸展大、小肌肉，促進循環。

為什麼我們的脊柱需要保持一定的柔軟度？因為柔軟度能幫助身體在活動時適當分散壓力。假如我們如同機器人一樣僵硬，代表背部的血液循環差，並且無法將壓力分散，而壓力老是集中在某些特定的點，那些部位就會疲勞出現酸痛。

為了強化脊柱的柔軟度，保持其活力與彈性，請多練習山峰山谷運動。

步驟

❶ 跪姿，四肢著地支撐著身體。採中性平背姿勢。雙腳打開至與肩同寬，脊椎保持平穩，不要下垂，頭部打平，使頭部與脊椎成一直線，維持此姿勢呼吸一口氣。

❷ 慢慢收緊腹部和臀部肌肉，低頭背部向上拱起，身型成圓狀頂，好像山峰狀拱起，過程中慢慢吐氣，放鬆向上伸展，直到氣息吐盡。然後再慢慢吸氣，逐漸回到中性平背姿勢如步驟1。

❸ 再次吐氣時抬頭朝向天花板，把背部向下彎曲，像吊橋般肢體放鬆且向下伸展，同樣直到氣息吐盡後，再次吸氣回復水平位置。動作配合緩和呼吸，背部一拱一凹算一次，共重覆三至五次。

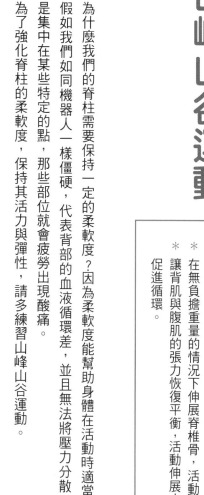

優酷

YouTube

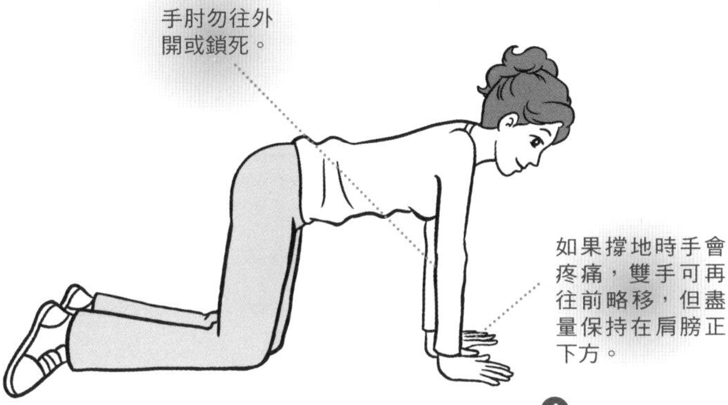
手肘勿往外
開或鎖死。
如果撐地時手會
疼痛，雙手可再
往前略移，但盡
量保持在肩膀正
下方。

❶

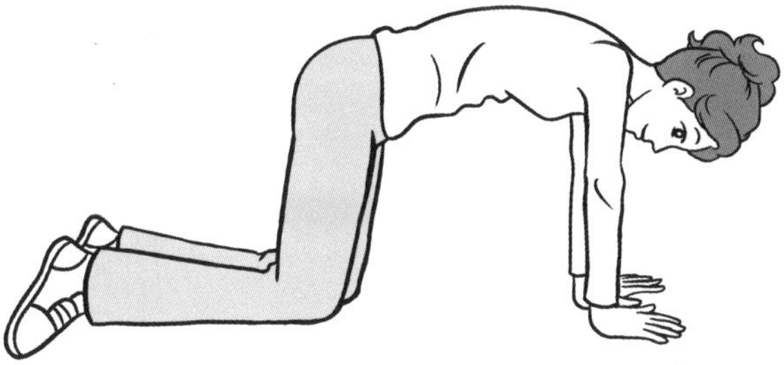

❷

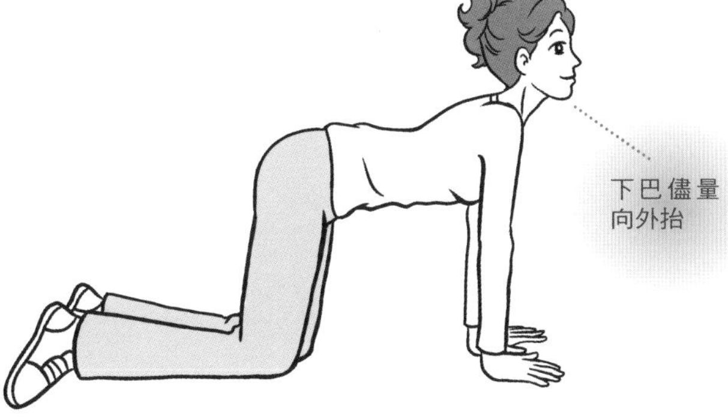
下巴儘量
向外抬

❸

說明

- 不可過度伸展到疼痛的程度。
- 動作要緩慢，呼吸要輕輕的、緩慢的進行。
- 在步驟2時，先吸氣，再慢慢將身體拱起，最後吐氣收腹。也可採用另一種呼吸方式，是在吐氣的同時也進行拱背。
- 在步驟3時，隨著背部下凹同時吸氣，將身體充分延伸。

A 4

側舉運動

功效

左右對稱拉緊走樣鬆弛的側面肌群，也就是平衡並強化側面肌群的力量。

側面肌群泛指從身體兩側的肋骨架開始一直到骨盆、臀部及腿部外側的肌群，主要是提供脊柱左右兩側平衡且良好的支撐力。如果身體兩側的側面肌群鬆緊不一，外觀上就會有高低肩、長短腳、脊椎側彎等不平衡現象。而肌肉無論過於鬆弛或是緊縮，都會導致肌肉無法有力收縮，側面肌群失去支撐脊柱的功能，進一步連帶使脊椎關節與韌帶承受過多的壓力導致酸痛。在進行這項練習時，因為兩隻腳同時離地，所以能訓練到與抬腳同側的腰部、臀部、後背，以及半邊脊柱的整個肌肉群，還具有提臀、瘦小腹與大腿的效果。

步驟

❶ 側躺，雙腳伸直。頭枕在一手臂上，另一隻手支撐在地面以保持身體垂直（好比把這隻手當做三角架的一隻腳使用）。

低頭時應可看到腳趾，才是正確的姿勢。若看到腳背或無法看到腳趾，則表示腳伸得太前面或過於往後。

❷ 舉起雙腿離開地面五至十公分，保持此姿勢不動。

❸ 將上面的腿向上舉起再輕輕放下，下面的腿同樣要保持離地。

慢慢重覆進行約十次後略休息，再換邊練習。

優酷

YouTube

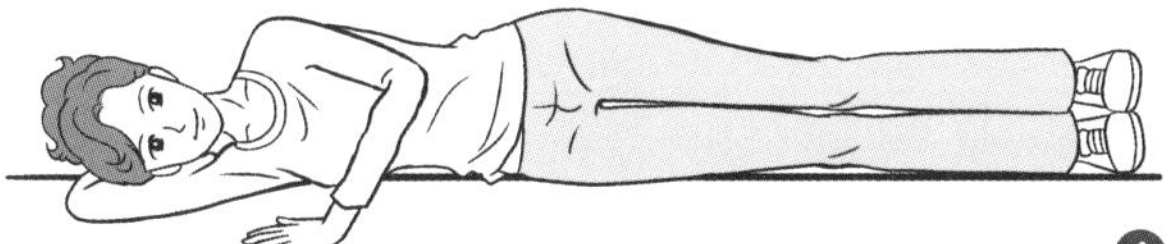

❶

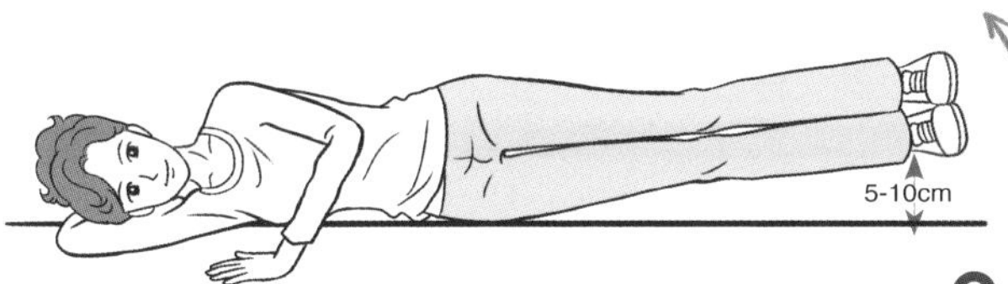

❷

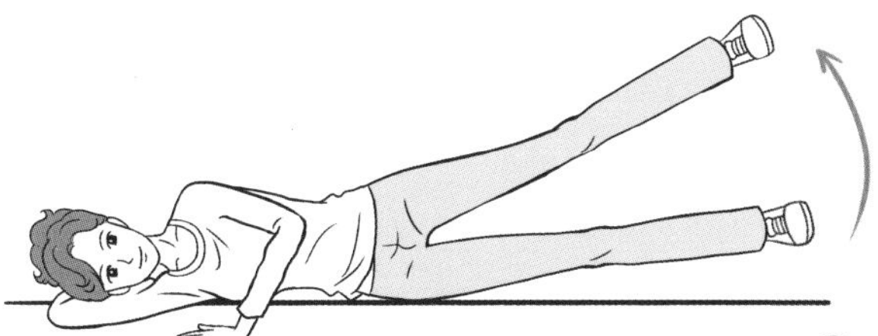

❸

說明

- 下面的腿離地面越高，動作難度越高；保持身體完全垂直成一直線，可以得到最好的效果。若將身體往前傾十五度，即可鍛鍊臀部肌肉。
- 如果身體過於往後躺，則會誤成舉大腿的動作；且抬腿的那隻腳，若腳背是朝上而不是朝前，就是錯用到腹肌的力量。
- 慢慢重覆進行十下，一側十下完成後再換另一邊同樣做十下，記得慢慢做，不要太快。練習一段時間後，可進步到兩側各做二十下。
- 我做這個動作都是兩側各做三十下，當你也可以左右各做到三十下時，你已經練成了天然的「鐵衣」，在脊椎周圍給脊椎穩固的支撐力。

A 5

側向伸展

功效

＊放鬆和伸展身體兩側的肌肉。
＊可避免久站久坐時的腰酸背痛。

這是強背運動最後一個動作。

「側舉運動」目的在強化脊椎的支撐，練的是肌耐力。這個動作一樣也是針對脊椎兩側側面肌群，可以伸展上臂到臀部體側的肌群，但訓練的是肌肉的延展度，也就是柔軟度。

透過身體不同部位的伸展運動，包括側向伸展，以及之後的腿後伸展、股四頭肌伸展、弓箭步伸展等，都可以增進身體各部位的柔軟度。

步驟

❶ 雙腳分開站立，雙手手指交叉放在頭頂，手心朝下，深吸一口氣。

❷ 將氣呼出，當吐氣將盡時，將身體向左側彎曲且稍微前傾，手肘盡量向上延伸，並保持臀部骨骼方正，臀部骨骼不可有側向移動的情況。身體重心保持在兩腳中間，直到覺得右側腋下及腰部有點拉緊。

保持這個姿勢深呼吸十秒（如果行有餘力，可以再繼續側彎一點點）。

❸ 慢慢回正後換邊，左右兩側各伸展三次，每次各約十至十五秒。

優酷

YouTube

說明

- 做側向伸展時，注意並不是在擠壓側彎的一側，反而是在伸展與延伸側彎的對側（不論是左右側彎、或是前後彎腰，都是同樣的概念）。
- 伸展不能有疼痛的感覺，伸展到有一點緊即可。
- 動作要緩慢，不可急拉或反彈。呼吸要輕柔、緩慢的進行。
- 側彎時上半身不可太過前傾。

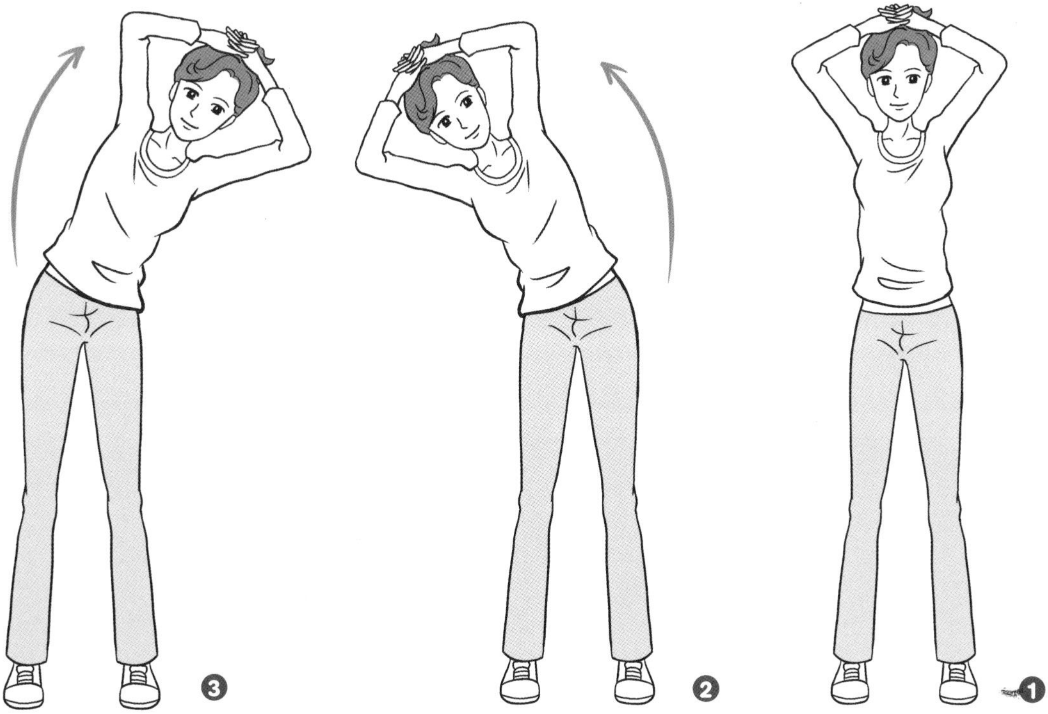

第十章

對症強化的脊椎運動——功能訓練

A系列—強背運動是一套「打底保健康」的對稱平衡運動，功效宏大，一般年長長輩練這套運動就足夠了；但如果你想要追求更健康有活力的脊椎，那就一定要在練習「強背運動」後，再加上本章教授的「B系列—功能訓練」，針對自身脊椎功能失常的原因，個別化加強訓練。

也就是說，針對功能失常的肌肉、關節進行改善，改善的策略就是「逆向運動」，所謂「逆向動作」，是英文的「move in opposite direction」，也就是「反向運動」的意思。從另一個角度來看，逆向動作也代表著一百八十度逆轉錯誤的生活型態，來達到平衡的意思。

訓練原則是藉由放鬆伸展、加強運動短而緊縮的肌肉或緊鎖的關節，同時也藉由肌力強化，加強穩定長而鬆弛或鬆散的關節。總之，目的就是讓關節恢復正常的活動角度，讓肌肉有能力提供脊椎穩定又平衡的支撐。

比如一個人檢測成果是腹肌無力，就能藉由「屈膝捲腹」這個動作，來拉緊鬆弛無力的腹肌，所以我們只要在檢測後針對弱化的部位進行功能訓練，就能讓關節靈活，肌肉恢復正常的Q彈，這正是健康平衡之道。這一系列共有十個動作，配合第八章的檢測，針對你個人功能失常的原因，加以補強訓練。在第一五七頁的「檢測與加強項目對照表」，十二項功能評估項目中，如果你有檢測不合格者，請查看表格中間的運動項目，這就是你的主菜，需要特別加強。若是檢測合格、功能正常的項目，則相對應的運動項目就是「小菜」，偶爾還是要練一下。當然，若是時間允許，主菜、小菜全都練更好！

B 1

側躺畫圓

功效

＊此動作能依據每個人的需求，伸展與放鬆這個人最緊繃的部分，對駝背、胸椎僵硬的人特別有效。

通常做過這個動作的人，都會愛上這個動作！因為這個動作大範圍的伸展頸部、脊椎及臀部，適合肌肉僵硬、精神緊繃的人放鬆用，安全又有強烈的舒適感。每個人做這個動作的感受都不一樣，有的人覺得胸前的肌肉得到伸展，有的人卻覺得腰及臀部拉得特別緊。

步驟

❶ 側躺，將雙腳、膝蓋、腳踝併攏。接著彎曲膝蓋以及髖關節，讓身體與大腿成九十度，大腿與小腿也成九十度。手臂朝胸部前方的地面伸展。頭部可使用枕頭支撐、並將頭保持在脊柱、頸部的延長線上。

❷ 手指貼附地面，向前方儘可能延展出去。

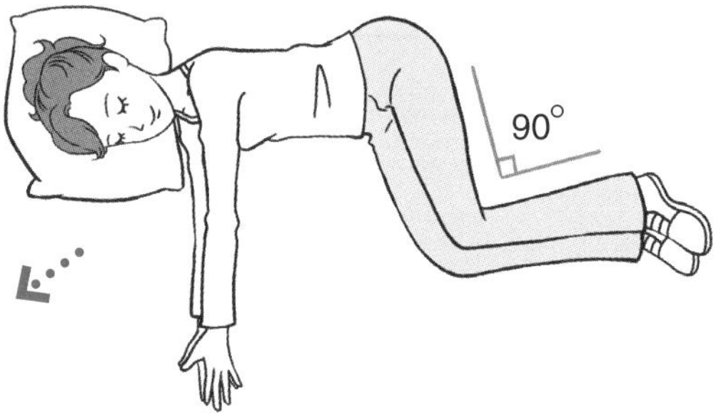

❶

優酷　YouTube

❸ 以肩關節為中心，手儘可能畫一個大圓圈。先向頭頂上方十二點鐘方向畫個四分之一的圓圈。

❹ 手心朝天，往三點鐘方向畫最大的圈，身體轉成正面朝天，頭也朝向三點鐘方向。停留在這個姿勢，配合三至五次放鬆及緩和的深呼吸。

過程中，手指儘可能伸長接觸地面，身體上半身隨著手臂而移動，而腰及腳要保持不動。

接著往六點鐘方向畫最大的圈，繼續畫圓回到起點九點鐘方向，旋轉兩、三圈後，換邊操作。

說明

- 在整個過程中儘量往前屈膝，並讓下背部保持放鬆。

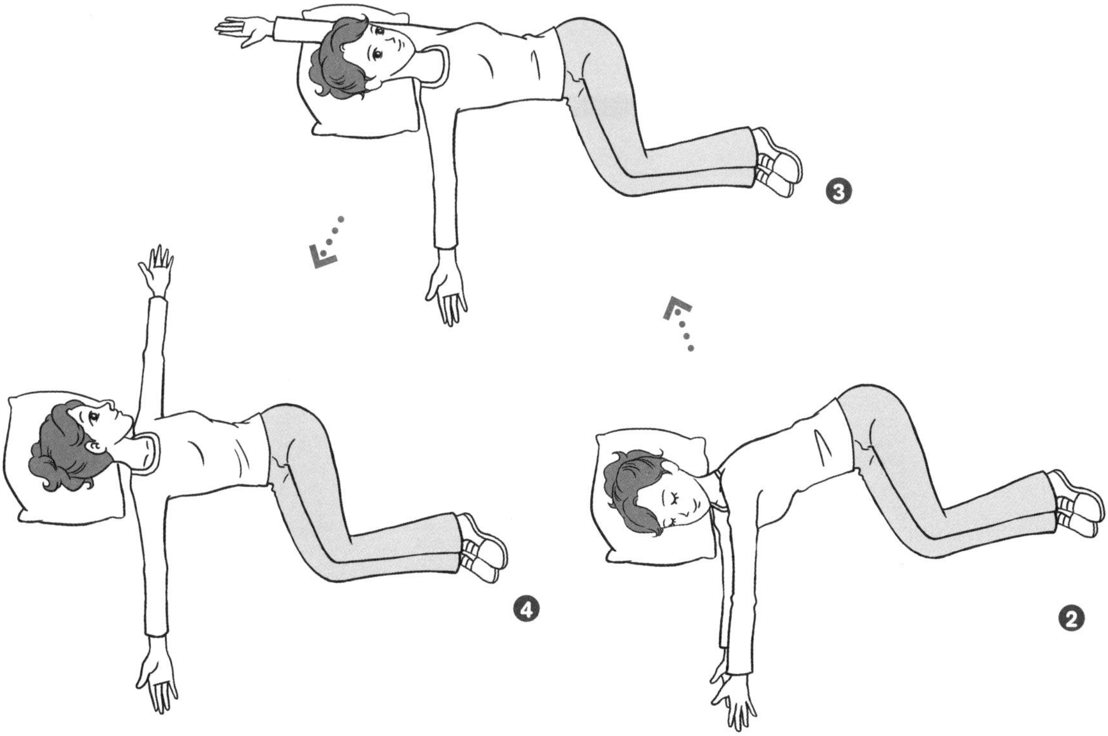

B 2

展翅飛翔

功效

＊最適合經常聳肩、頸肩無法放鬆的族群，能擴胸，加強肩胛骨內側的肌力，以及放鬆肩背部的斜方肌。

許多人的肩膀經常覺得沉重如山，就連看個報紙都需要經常停下來揉一揉，甚至肩膀一緊繃就頭痛了。這個時候，你就需要「展翅飛翔」一下！

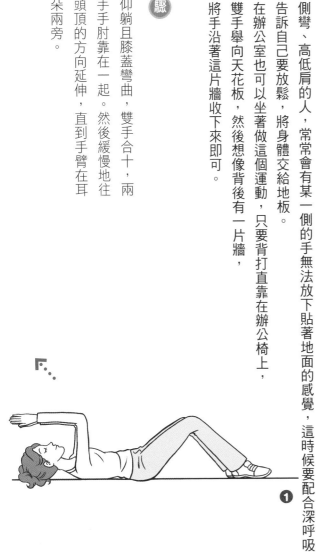

整個動作是大範圍活動整個肩胛，收下來時注意手臂要貼著地面（步驟3、4）；此外，配合放鬆的深呼吸也很重要（步驟2），這時候要仔細覺察身體緊繃的狀況，尤其有脊椎側彎、高低肩的人，常常會有某一側的手無法放下貼著地面的感覺，這時候要配合深呼吸，告訴自己要放鬆，將身體交給地板。

在辦公室也可以坐著做這個運動，只要背打直靠在辦公椅上，雙手舉向天花板，然後想像背後有一片牆，將手沿著這片牆收下來即可。

步驟

❶ 仰躺且膝蓋彎曲，雙手合十，兩手手肘靠在一起。然後緩慢地往頭頂的方向延伸，直到手臂在耳朵兩旁。

❶

優酷　YouTube

兩手手臂原本是靠在一起，但在向上延伸的過程中，會逐漸自然分開在兩耳旁邊。

❷ 兩手手掌張開，手心朝天，手臂盡可能貼住地面，腰部不可懸空。保持這個姿勢做三至五次緩和的深呼吸。

❸ 儘可能在保持整個手臂及手掌貼著地面的情形下，將手肘緩慢的收到身體兩旁。

❹ 伸直下手臂，放鬆全身，完成展翅飛翔的一整個動作。每次練習三回。

說明

- 在步驟1手臂向上延伸的過程中，請隨時將腰部貼緊地板（即縮腹），腰部勿懸空。
- 物理治療師也常用這一類動作治療背部與肩膀的筋膜炎。

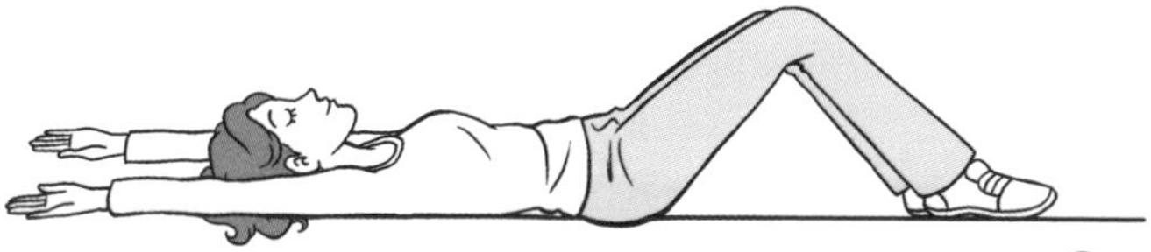

❷

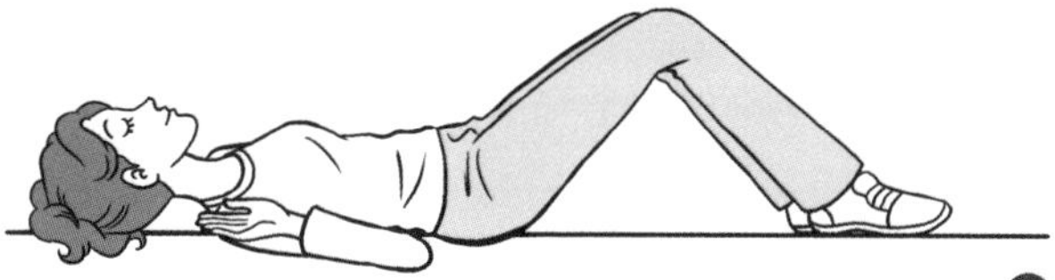

❸

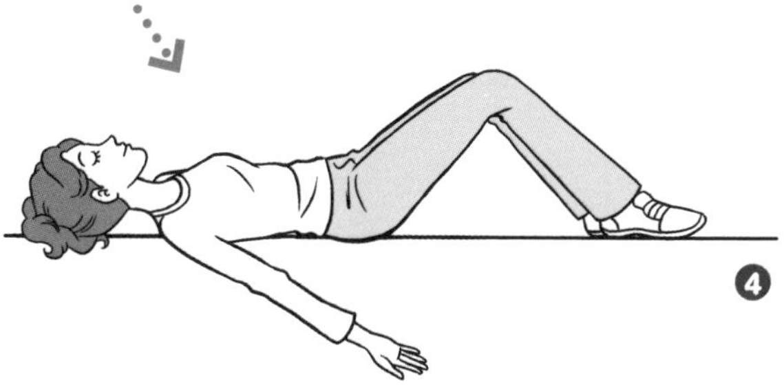

❹

B 3

腿後伸展

功效

＊久坐時，提高膝關節、髖關節活動範圍。

＊舒緩久坐後的下背疼痛。

腿後肌是從骨盆底部的坐骨連接到脛、腓骨上部，這些肌肉的作用是讓你在髖關節位置能做出大腿伸直的動作和彎屈膝蓋。

縮短的腿後肌在運動過程中會造成髖關節變緊和屈曲受限，尤其在前彎時，骨盆被後腿筋拉緊，無法維持在健康自然的位置，當髖關節不能動的時候，腰椎就會代償去動作，這也是造成腰椎傷害的重要因素，

久坐族特別容易導致腿後肌緊縮，當你坐下時，縮短的腿後肌會把我們的骨盆拉向後傾，造成腰椎後凸，這也是許多下背痛的成因之一。

步驟

❶ 仰臥於地板上，雙腳彎曲，小腿與地面呈四十五度。

上半身延伸後收小腹。頸部活動較為僵硬者，可以墊個枕頭。

抬起其中一隻腳，腳掌朝頭方向延伸打直。

❷ 雙手抱住抬起的大腿後側，向胸

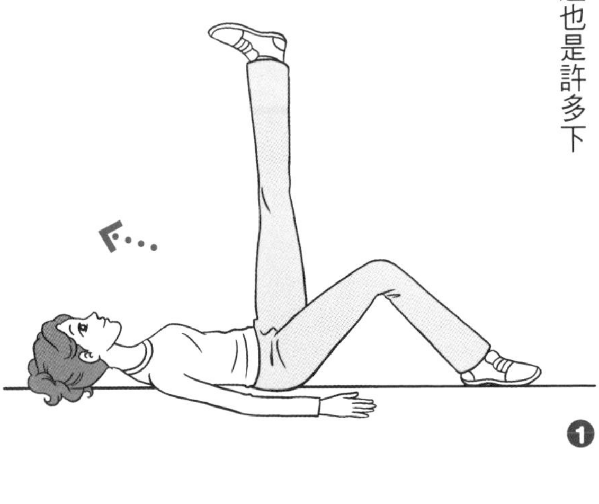

❶

優酷

YouTube

口拉近，盡量不要讓膝蓋彎曲，保持打直，但也不可過度鎖死。停留在此姿勢，直到做完三至五次緩和的深呼吸後，再換另一隻腳也伸直放在地板上，同樣深呼吸三至五次。

左右腳各伸展一次算一回，每次練習三回。

❸ 無法雙手環抱大腿者，可使用長毛巾或瑜珈帶取代雙手，或用瑜珈帶置於腳掌取代手臂長度不足，以協助腿後肌群的延伸。

說明

- 注意臀部勿抬離地面。
- 伸直的那隻腳，膝蓋勿鎖死。
- 有拉扯到的感覺即可，勿過度延展，以防止輕微拉傷。

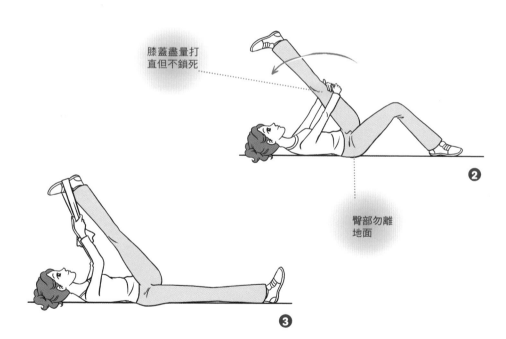

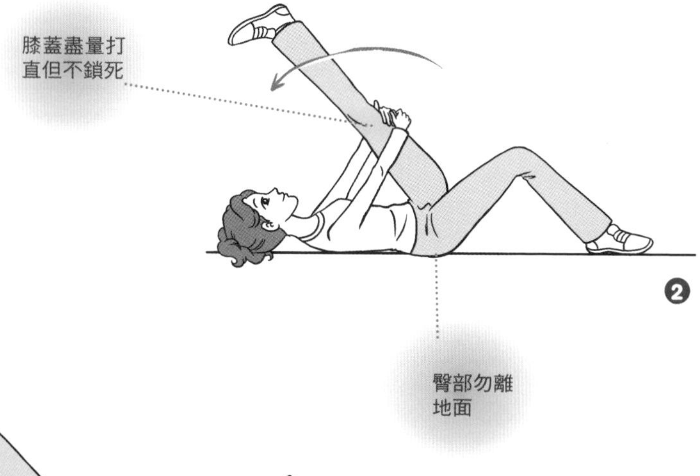

❷

❸

B
4

俯臥交叉上舉

功效

＊緩解久坐後的腰酸無力。

＊提臀瘦腿。

這是一個非常著名的動作，有多方面功效，包括：可加強肩膀及上背部的力量，改善駝背，也可以鍛鍊久坐族鬆弛無力的下背肌。尤其因腿後肌群緊縮造成的臀肌鬆弛，更可以經由這個動作來活化。

如果你久站久坐容易疲倦，常常腰酸無力，或是曾有椎間盤突出症狀，這個動作特別重要，此外，它也有提臀瘦腿的功效。

步驟

❶ 俯臥於地板上（脊柱滑脫及腰椎過度前凸者，須於肚臍下方墊枕頭，較為安全）。肩膀向後收緊，勿聳肩，並確認腋下是否有小三角形空間。

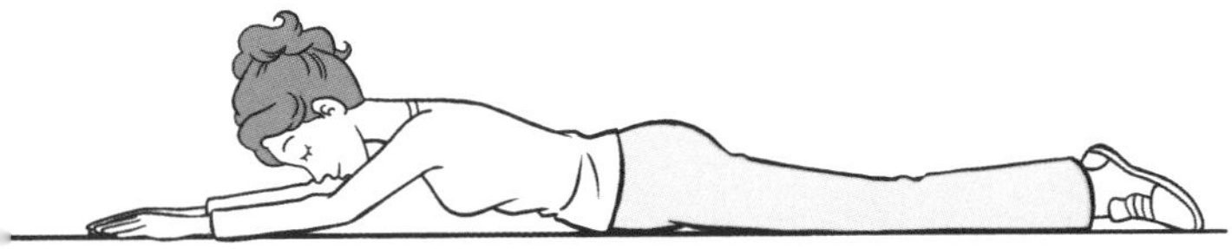

❶

優酷　YouTube

❷ 舉起右手向前延伸，並抬起左腳向後延伸，停留兩秒後再換手換腳。以「將身體延伸」的概念進行練習，下背部勿收得太緊，以避免腰椎擠壓，造成疼痛或不適。做十二下算一回，每次練習兩回。

說明

- 勿猛力抬起手及腳，以防止腰椎揮鞭式損傷。
- 勿過度向後擠壓頸部，眼睛直視前方約三十公分即可。若直視遠方會擠壓頸部。

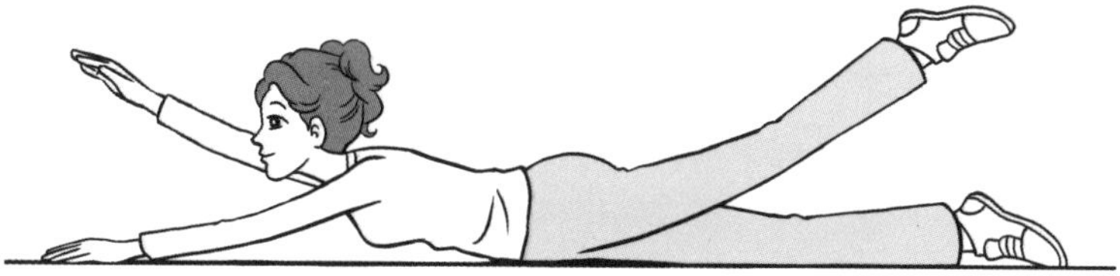

❷

B
5

股四頭肌伸展

功效

＊伸展大腿與骨盆，以及小腿與大腿。
＊增加膝蓋柔軟度。

股四頭肌位於大腿前側，自骨盆到小腿的區域。

當股四頭肌收縮時，會拉動膝上的肌腱使膝蓋伸直，人類就是用這個部位的肌肉行走和奔跑。如果運動前不適當暖身，可能造成股四頭肌緊縮，進而影響到骨盆以上到腰椎的姿勢。

最典型的例子，是如果股四頭肌緊縮，在站立時會將骨盆往前拉，導致骨盆前傾，腰椎前凸。在動態姿勢如做後彎時，限制了髖關節的角度，也限制了骨盆向後傾的角度，容易抑制腹肌收縮力道，導致腰椎前凸，造成腰椎後關節受傷或是腰椎滑脫。

股四頭肌的緊縮，會造成整體人體力學上的失常。現在就趕快來伸展股四頭肌吧！

步驟

❶ 站姿，一側肩膀輕輕靠牆，以保持平衡、穩定身體。

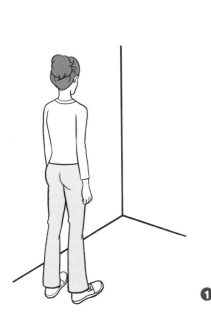

❶

優酷 YouTube

❷ 將未靠牆的那隻腳往後彎曲，雙手握住腳背，將腳往臀部拉近。同時保持收小腹，不可挺出肚子讓腰椎前凸。

當大腿肌肉感到緊繃時，就要停止並保持該姿勢，同時緩和的深呼吸，感受大腿肌肉的伸展與鬆弛。

做二十至三十秒後休息放鬆，左右各伸展三次。

說明

- 手肘應放置於身體兩側，雙手千萬不要因腳彎曲的後座力而過度往後拉伸。（如左下圖）
- 站立容易不平衡者，建議側躺著練習，但無論是以何種姿勢，都要記得收小腹，以避免骨盆前傾，否則不但無效，反而有害。

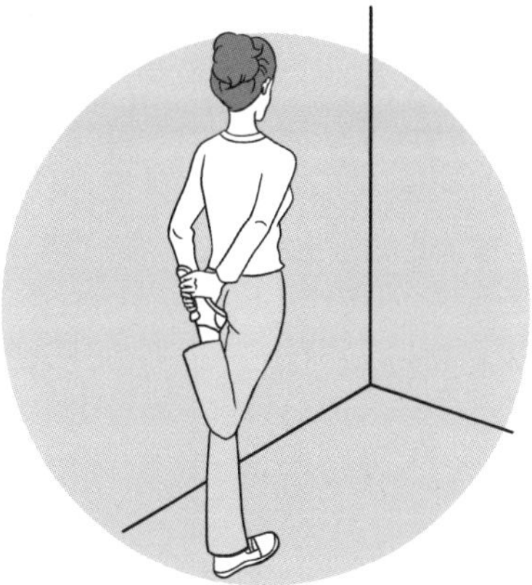

✕

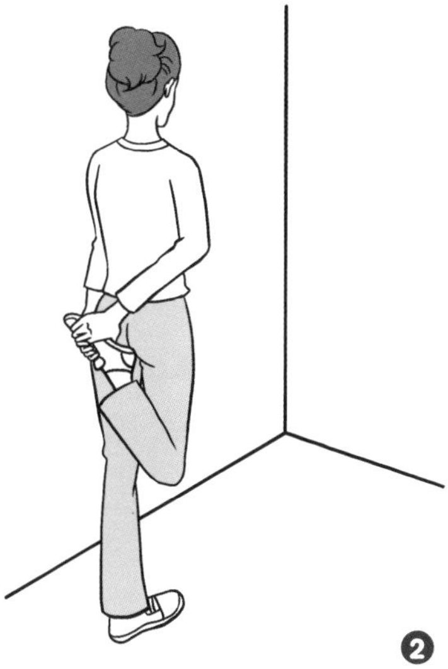

❷

B
6

蹲舉

功效

＊訓練大腿及臀部肌肉，使腿部線條緊實。
＊減重並雕塑身型。

蹲舉是健身界非常有名的動作，蹲低一點就是所謂的深蹲。深蹲能訓練到全身最多的肌肉，一旦肌肉量增加，基礎代謝率也會提高，使減重與雕塑身形立即見效。

但因這個動作有很多需要注意的細節，強烈建議初學者尋求健身教練協助，不然練「靠牆蹲舉」即可，先把重點放在股四頭肌的肌力強化，安全又有效。因為當股四頭肌的肌力不足時，除了無法緩衝膝蓋的壓力，膝關節容易退化之外，身體可能以其他的動作或力量進行代償，不少運動傷害都是因為這個原因而產生的。

練習這個動作請評估自己的肌力，對身體運動有概念者可練習一般版。若是一開始無法理解如何正確動作，或是年長以及脊椎、膝蓋不舒服，建議練習入門的「靠牆蹲舉」，一開始也不需要蹲太低，循序漸進即可。

步驟

❶ 雙腳打開至與肩膀同寬，腳尖朝向前方，踝、膝、髖關節，對齊在同一直線上，微收小腹，使骨盆處於平衡位置。

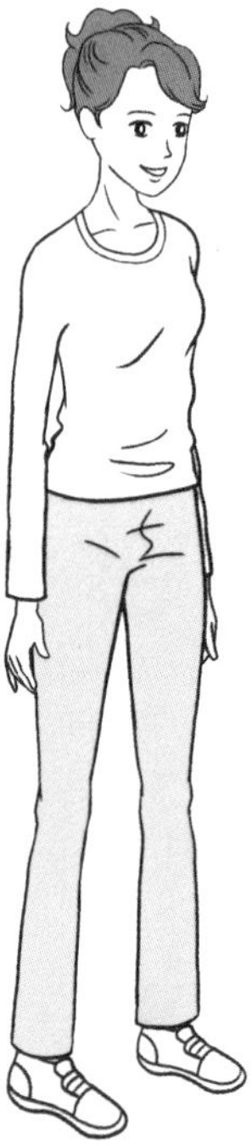

❶

優酷

YouTube

❷ 雙手向前伸，維持身體前後平衡，肩膀自然下沉勿聳肩，上半身延伸直立後收小腹，眼睛直視前方。膝蓋微微彎曲後，以髖關節為支點將臀部往後推，然後往下蹲。上半身保持傾斜，骨盆保持中立位置，膝蓋不內扣不外展，保持與腳尖同一方向，且勿超過腳尖重心保持於腳掌中央。

起立時，以腳跟為發力點將身體撐起。十二下算一回，至少練習一回以上。

說明

- 年長者或者是因受傷後需要恢復大腿肌力的復健者，建議練習倚靠牆面的入門版蹲舉（如下圖）。
- 如果膝蓋有不舒服及疼痛的情形，就不需要蹲到很低，以不痛及安全為原則。

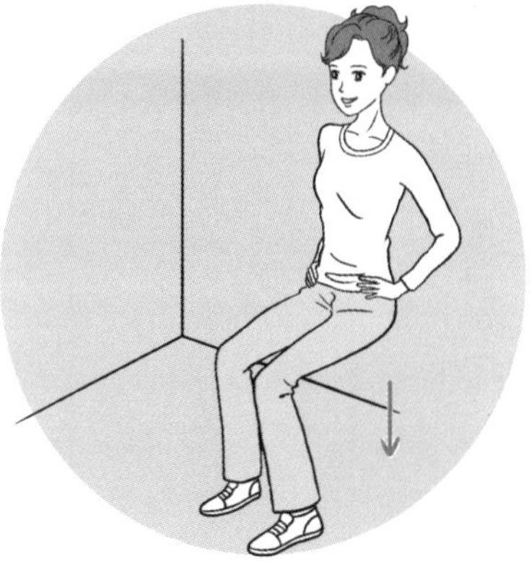

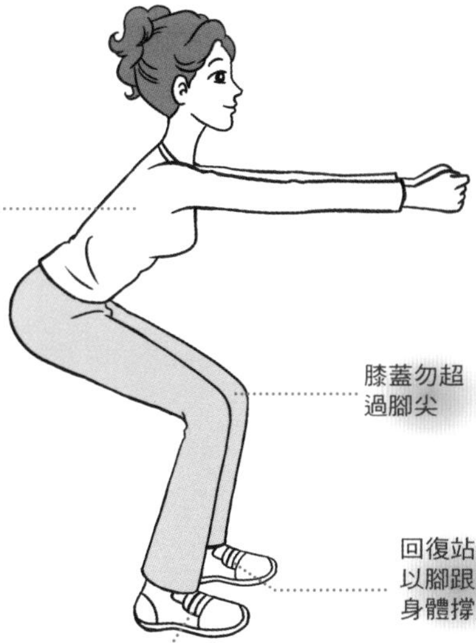
上半身前傾
膝蓋勿超過腳尖
回復站姿時，以腳跟施力將身體撐起
重心保持在腳掌中央

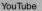

❷

B 7

樹式

功效

＊改善肌肉失衡的現象，恢復肌肉長度與力量。調整神經系統控制肌肉的功能。

樹式是訓練平衡最好的動作之一，平衡訓練為什麼這麼重要？人體力學的功能失常有許多原因，其中肌肉不平衡是非常重要的一個環節。肌肉平衡能持續維持身體的姿勢來抵抗重力，不正確的姿勢與肌肉失衡將造成重心改變，而導致腰酸背痛。肌肉不平衡包括某些肌肉群變短且變緊，而某些肌肉群低張力且衰弱，完整的肌肉功能失去控制。

做這個動作時，要儘量延長單腳站立的時間，也要在維持正確姿勢的過程中儘可能放鬆。如果膝、踝曾受過傷，或有神經缺損、腰椎神經根病變等現象的人，做這個動作會有難度；老化程度愈嚴重者，也愈無法做好這個動作，年長者做這個動作會更困難。儘管如此，我們還是要經常練習以達到最好的平衡功能。

我個人非常喜歡這個動作，多練習這個充滿正向能量的動作，除了延緩老化，加強神經系統控制肌肉的能力，更能讓人充滿堅定與自信。

A 樹式入門版

單腳腳尖輕點地面，確認身體平衡後，雙手張開往兩側平舉。上半身延伸直立後收小腹，眼睛直視前方，保持自然呼吸。持續執行三十至六十秒的平衡穩定訓練。

優酷　YouTube

B 樹式進階版

單腳站立膝蓋微彎，另一腳離開地面放置於小腿側面，確認平衡後，雙手張開往上向兩側斜舉。想像雙手像樹枝一樣往上延伸，雙腳像樹根一樣的向下紮根。

上半身延伸直立後收小腹，眼睛直視前方。保持自然呼吸，持續執行三十至六十秒的平衡穩定訓練。

說明

- 以上動作皆以左右腳輪替做一至二回。
- 離開地面的腳，勿放置於膝蓋上。
- 單腳站立的腳，膝蓋微彎勿鎖死。

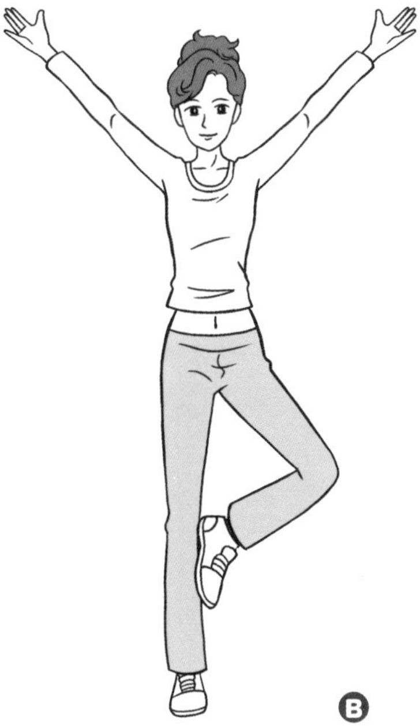

B

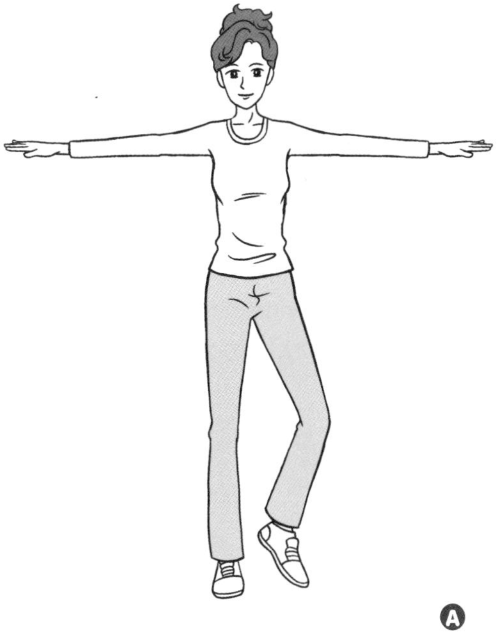

A

B 8 捲體向下

功效

＊「捲體向下」跟「山峰山谷」運動的目的一樣，都是為了增加脊椎關節的柔軟度。山峰山谷運動是整體的將脊柱放鬆；動作難度較大的捲體向下，則是針對緊鎖的脊椎關節來放鬆，效果更好，同時也加強鍛鍊腹肌。

脊椎功能失常最早的徵兆之一，就是脊柱關節缺乏柔韌性，容易造成下背肌肉僵硬或緊繃，不要小看捲體向下這個動作，尤其是在「檢測與加強項目對照表」中第十項仰臥起坐測試不合格的人，或是起床後筋骨特別僵硬的人，這一招就是你的脊椎抒壓仙丹。

步驟

❶ 雙腳向前微微彎曲，腳跟放置於地板。雙手平舉於胸前保持平衡。

❷ 身體保持延伸直立，向後傾斜約四十五度，接著收小腹，從腹部開始捲起，讓背部拱起像是一個圓球般，讓脊椎骨一節一節、由下到上緩慢著地。

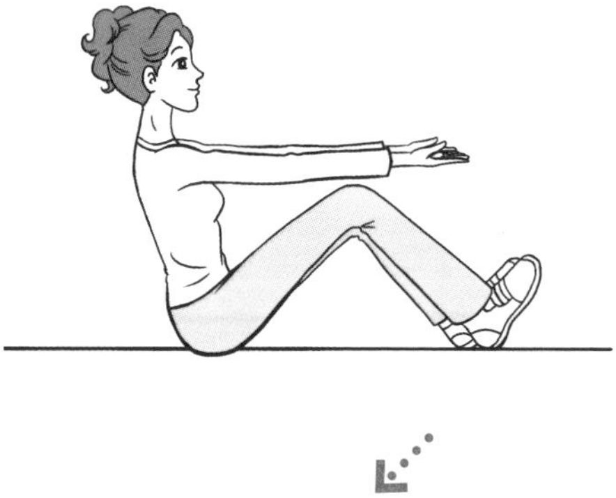

❶

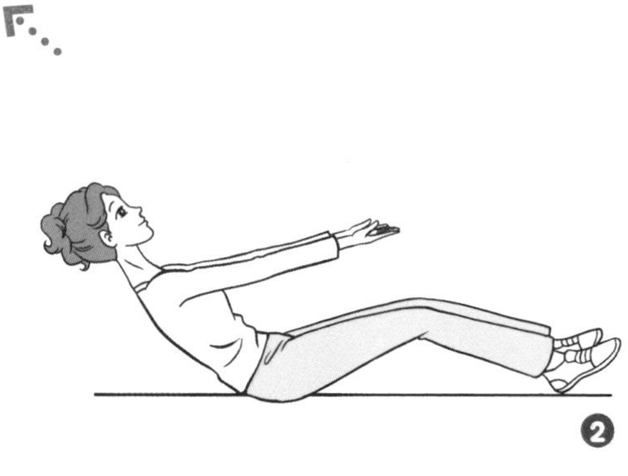

❷

優酷

YouTube

❸ 緩慢控制動作速度，以大約七至十五秒的時間完全躺平為佳。

❹ 完成動作後要起來回到起始位置時，可將雙手朝向雙腳，以逐次分段的方式離地而起。一躺一起算一次，以十二次為一回，最好練習一至兩回。

❺ 若是上述步驟無法起身，可在身後放幾個枕頭，略撐高身體後，可將雙手抱於大腿後側，另一腳往前一踏，讓身體順勢而起。如果抱腿還起不來，則須以側身撐體起來，勿勉強將身體抬起。

說明

- 練習時如果脊椎較為僵硬，捲動到某個僵硬處會瞬間往下掉，請在頭部後方處放置枕頭，並可在練習時以雙腳抵住牆壁協助施力。
- 身體向下捲時，注意眼睛直視前方，勿過度低頭擠壓頸部。

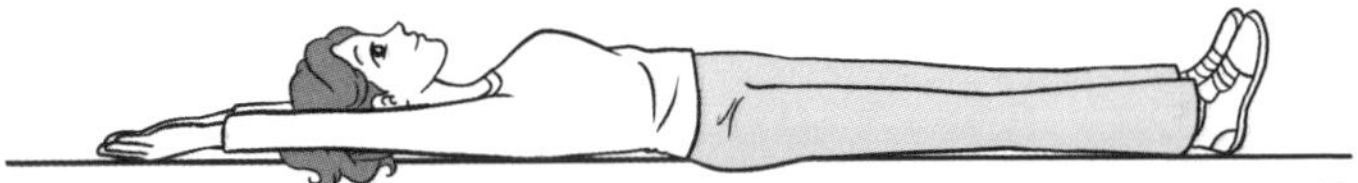

❸

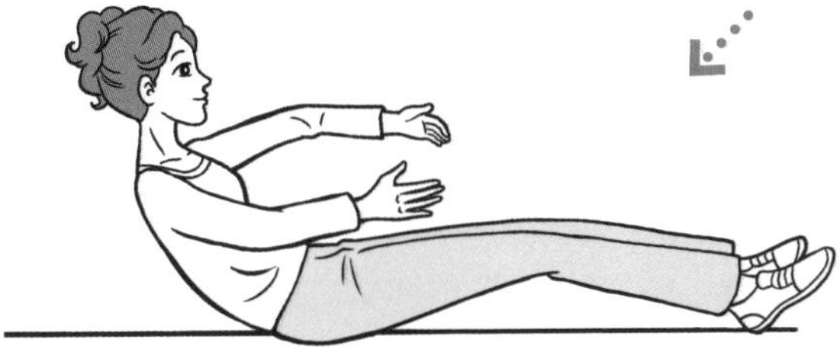

❹

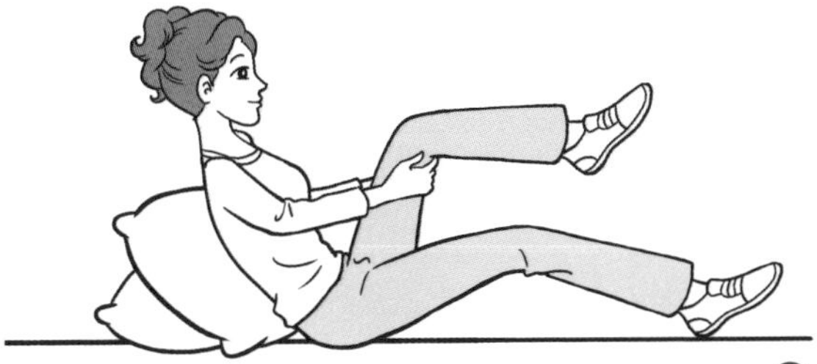

❺

B
9

屈膝捲腹

功效

＊上半身保持完全不動，用下腹部力量把下半身捲上來，能緊實長期走樣的腹肌。

許多人為了練出人魚線，拚命練腹肌。

練腹肌的動作很多，但對某些族群而言，有些動作其實很「致命」。例如有椎間盤突出病史者，就應該避免練習仰臥起坐，因為最後坐起來的姿勢，體重會向下擠壓到腰椎第四、五節，容易誘發症狀；或是第八章第十一個檢測——雙腿抬直檢測不合格者，代表腹肌無力穩定骨盆的位置，做一些動作就非常危險。

像我有一個學員腹肌無力，每天使用「滾輪」練腹肌，由於無法收好小腹，每一次練習都讓腰椎前凸，最後年紀輕輕就導致腰椎滑脫，椎弓斷裂，真的很可惜。

步驟

❶ 平躺後，腳掌倚靠牆面或桌緣，將身體固定。確認小腿跟大腿呈九十度，大腿跟身體呈九十度，雙腳間距與肩同寬。然後將雙手緊握向上延伸，收小腹讓腰部貼平地板。

❷ 第一個方向為往上，執行動作時，

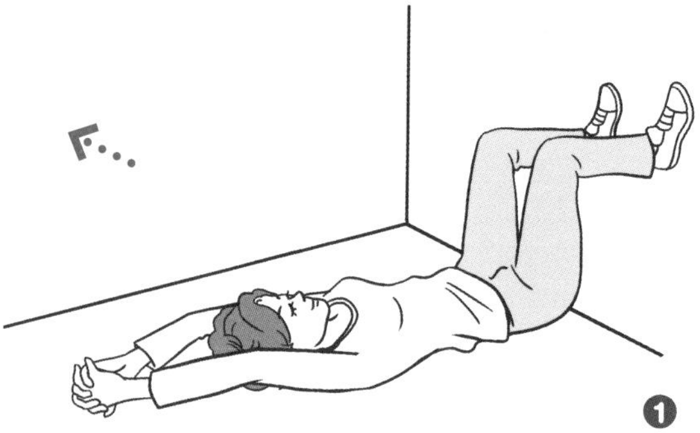
❶

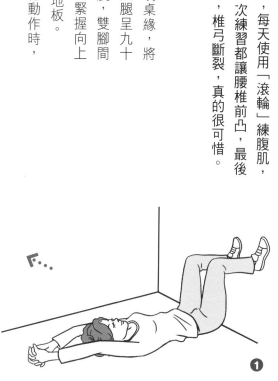

優酷　YouTube

從胸骨往恥骨方向捲起。先吸氣準備，捲起時吐氣，回到原來位置時吸氣。

❸ 第二個方向為向右（或左）斜前方。

❹ 第三個方向為向左（或右）斜前方。

以一上一下算一次，做十二次為一回，練習二至三回。

說明

- 練習時務必維持骨盆位置平衡，不讓腰椎前凸或後凸。
- 身體捲起時，動作緩慢，勿使用揮鞭式的方法將身體抬起。
- 下巴微收，勿過度擠壓頸部。

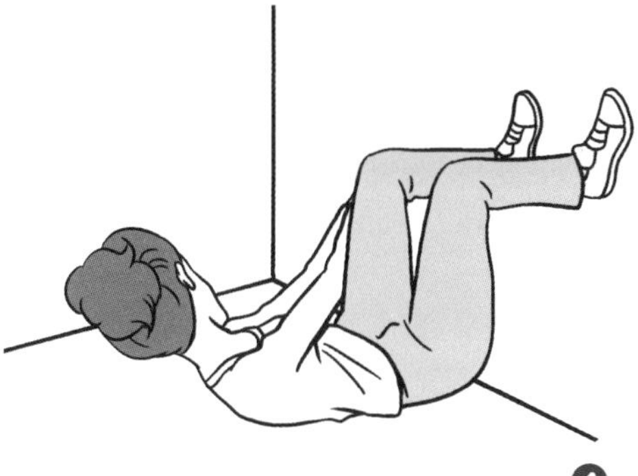

❹

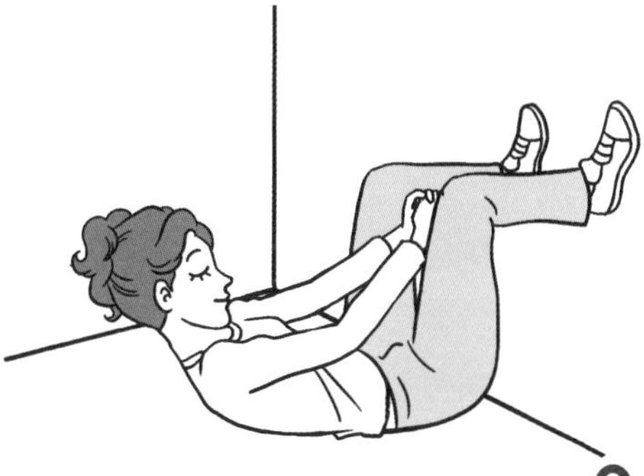

❷

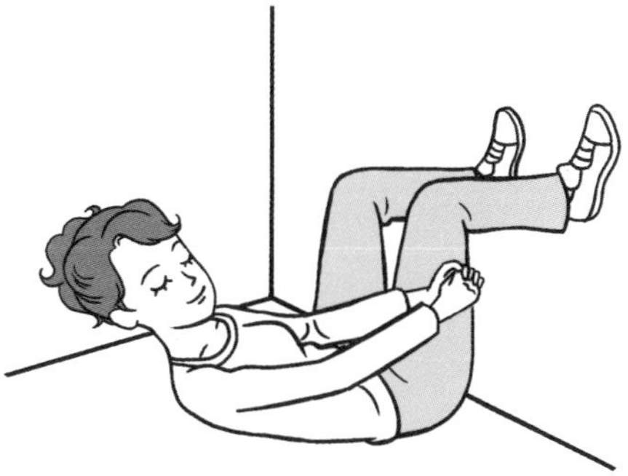

❸

B 10

弓箭步伸展

功效

* 伸展髂屈肌，雕塑大腿的前後側肌肉。
* 提臀，使臀部肌肉緊實。

這個動作的重點在於伸展髖屈肌，髖屈肌是從腰椎側面為起點，跨過骨盆連結到大腿骨的肌肉，左右邊都有，主要功能是屈曲髖關節，但坐姿型態的現代人，這條肌肉都過於緊縮，導致站立時骨盆前傾、腰椎前凸，甚至仰睡時容易有腰部懸空感，必須側睡才能睡得好。由於髖屈肌緊縮會讓骨盆前傾，因此練習這個弓箭步伸展的關鍵就在於你能不能「收好小腹」，避免骨盆向前傾，如此才能真正伸展到髖屈肌。如果不知道如何正確地收小腹，請回頭複習強背運動的暖身動作——骨盆傾斜運動（收小腹運動）。

步驟

將一腳尖頂住牆面，另一腳往後延伸成為弓箭步型。後腳跟平貼於地面，後腳尖朝外為四十五度。

雙手平貼於牆面，肩膀自然下沉，上半身延伸直立，眼睛直視前方。

接著刻意收小腹，讓前傾的骨盆擺成正位，此時只要有正確收好小腹，就會明顯感覺到向後伸直的那隻腳的腹股溝處有拉扯感，那就代表有伸展到屈髖的肌群。

此動作每次伸展一分鐘，左右腳各伸展兩次。

優酷

YouTube

說明

- 腳尖確實靠緊牆面，以防止膝蓋超過腳尖。
- 當後腳腳跟平貼地面，膝蓋伸直但不鎖死，除可伸展小腿，也能加大腳踝關節的運動角度。

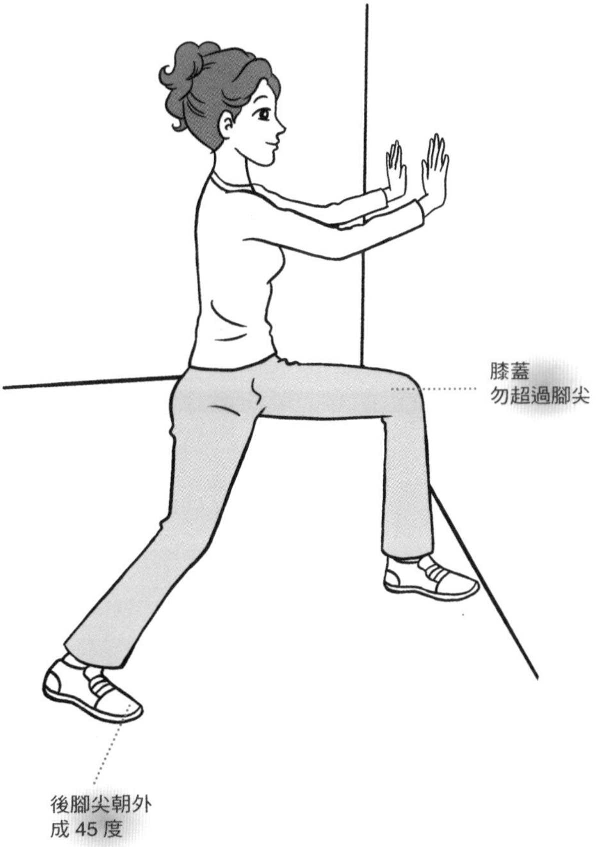

1 我終於知道酸痛的問題出在哪兒了

第3期 黎小姐

參加課程前，因為長期緊張壓力與使用電腦姿勢不正確，我有很嚴重的肩頸酸痛，已經影響我的生活品質與精神。

透過鄭老師的課程，我終於知道我的問題出在哪了！原來我有駝背、骨盆前傾、高低肩、腹肌無力、下背部僵硬等症狀，屬於要努力改善的族群。所以我只要找到空檔時間就開始練五大強背基礎訓練，和矯正駝背與骨盆前傾、強化腹肌等系列運動，平常想到就多深呼吸做腹式呼吸放鬆，睡前也做側躺畫圈等筋膜放鬆術。很神奇的，幾天之後，我就感覺到我肩頸放鬆好多，酸痛也一天比一天減輕！

我也不斷有意識的覺察與調整過去不當的姿勢，包括行立坐臥提醒自己要「量身高」，打電腦時保持最佳直挺不駝背姿勢，在沙發看電視避免半躺半坐左右歪斜……等。真的推薦脊椎有問題的人都來學習這樣的課程，擁有一個無病痛的健康人生。

2 五個月不能彎的膝蓋，竟然可以蹲下了

第16期 張小姐

我的年紀有點大。說真的，在未上這個課之前，我反覆在逛復健、傷科，時而手臂抬不起來，如果說是五十肩，我加一加也都好幾百肩了！

無意中在臉書上，看到有人分享鄭雲龍老師的演講。由於好奇，於是我拉了一個朋友陪我去上課，雖然我並沒有抱著很大的期望。但在我上課時覺得，只有一天的課，卻給了我們這麼多東西！

第二天，我依樣畫葫蘆做了一遍；第三天，奇蹟出現了，我五個月不能蹲的左膝蓋，竟然可以蹲下了！（雖然還是會痛，但以前只能彎九十度）我看了十五個中西醫，都說是退化性關節炎，但就兩天的時間，在這麼不經意的隨便拉一拉，就把問題找到了。

上課到現在已一個多月，膝蓋也可以蹲了，昨天在某一個道場午休，躺的是硬床，午休結束時，我很驚訝發現自己用正躺的方式睡了一個午覺。我年輕時就一直無法在硬床上仰臥，因為感覺很痛，現在竟然可以睡將近以小時，這就是鄭老師幫我改善的！

3 重拾多年的籃球夢

第17期 陳先生

我是個常用電腦的上班族，肩頸疼痛是家常便飯（尤其是睡醒後常落枕），再加上吃了多年的肝炎藥，讓我的膝關節常有發炎的感覺而無法繼續運動，心情實在很差。腳底按摩師父建議我來參加老師的課程，上課當天我和太太都非常驚奇，老師上課內容的紮實度，好像要在一日之內把所有的好方法都教給我們，當然老實說那天真的很累。

我配合課後的進度表操課，但第三天就腳痛無法練習，後來寫信給老師，沒想到老師竟親自回電，與我討論後說我應該是心理因素造成，因為我早已預期應該會腳痛，它就自然配合我的想法出現。之後，我將這些動作分配時間練習，早上起床後做強背運動、矯正骨盆前傾及矯正骨盆後傾，上班時間則做基礎練習約七至十次，睡前則做矯正駝背及矯正脊椎側彎。

我現在睡醒後不會再落枕，上班時肩頸不舒服，我會立刻去樓梯間做基礎練習，通常都可以立即消除不舒服。還有令我最高興的是，前二天我鼓起勇氣和兒子一起玩籃球，第一天腳痛了一下子，第二天打完球居然沒有疼痛感，這是我好幾年來的夢想，可以再打球。我知道這是我做這些脊椎平衡運動及老師給我的心理建設所帶來的正向能量，我會繼續保持下去。

4 投資報酬率最高的一堂課

第22屆 洪于盈

我熱愛運動，卻經常受傷，導致右膝蓋軟骨經常走位，有時還會「軟腳」，在看到鄭老師一系列影片後，馬上決定報名。上課內容對我而言真是「驚為天人」，原來我是如此錯誤使用自己的身體，而且上課檢測出我的脊柱側面肌力相當無力（側舉測試完全無法抬起）。

我每天努力執行老師教的運動，甚至老師建議側舉運動每天只要做二十下，我加強做了六十下。剛開始二十下對我而言很吃力，只好休息幾次完成。我也在日常生活中常應用老師教的知識，時時覺察自己行立坐臥的姿勢，這讓我酸痛情況減輕很多。兩個月後我又回去上課複訓，重新檢測我執行運動的結果，相當地開心，我從第一次完全抬不起來，到現在已經可以抬高三十公分了。

5

解決長短腳問題，讓我美夢成真

第23期 林旺連

我從小走路時就有左腳會往外拐、造成走路姿勢異常的問題，鄭老師幫我仔細的檢測及做功能評估後，發現我是下交叉綜合症，即背肌太緊、腹肌及臀肌無力，大腿前側肌肉過緊（股四頭肌），大腿後側肌肉無力，尤其是左邊大腿後側的肌肉之神經肌肉連結嚴重失常，因此叮囑我做大腿股四頭肌的伸展運動，並告訴我，這是從小到大的問題，因為時間過久，肌肉要放鬆很不容易。

上完課回家後，隔天我就開始執行我的脊椎健康促進計畫，認真的做老師建議的復健運動。課後第三天我在做大腿股四頭肌的伸展運動時，左邊髖關節突然「喀」的一聲，原來是我的左髖關節有一點脫位，經伸展後復位，接著做跪下的動作檢查，發現兩邊的臀部與後腳跟的距離一樣，不再會一邊高一邊低了。我從小到大唯一的夢想，就是希望我的左腳功能能恢復正常，如今夢想成真，真是要感謝鄭雲龍老師。

6 肥胖、久坐、視差大造成的姿勢性疼痛，從此 Bye Bye

第43期 林貴淑

我體重稍過重，愛靜不愛動。小時候因兩眼視力很大，常在水溝處跌倒，一腳在平地，一腳在溝內。長大後愛玩平板電腦，也愛在電腦上玩遊戲，我承認是因姿勢不正確，造成手腕、肩膀、後腰、腳踝等身體多處部位疼痛。

上完鄭老師的課後，我開始依樣畫葫蘆做起伸展運動。每天早上起床後，即鋪上瑜珈墊；每晚看電視新聞時，也會伸展約四十分鐘，我發現自己早晨時的筋骨較硬，晚上就好很多了。若是當日需要至外地去，我會更提早一小時起床，做完伸展後，再出門搭早班車。

現在的我，右腳疼痛大為改善，只剩下有些微卡卡的；右肩頭本來也會疼痛難耐，如今都有好轉。我知道上課中有提過，這是由於長久變形的肌肉在伸展時，自然會產生輕微無法適應或運動過度現象，所以我也心安啦！

目前我仍無法達成金雞獨立的秒數，捲體無法達標，也還無法倒立懸掛，不過我有信心，我的健康一定可以得到改善的。

⑦ 塑身兼治失眠

第48期 何宜真

我跟爸爸都報名上鄭老師的課，幾個禮拜的時間內，讓我原本比較沒力的左半身漸漸恢復以往的力氣，左右半身感覺比之前平衡了，肌肉也比之前有力氣，更有彈性，不會鬆鬆軟軟的。在第一周的時候，媽媽就說我體態有比之前好，也更有力氣站直，不像之前沒有什麼力氣，站直一下就累了。

雖然爸爸自己沒什麼感覺，但是旁觀的我們都覺得他的背沒有之前那麼駝；拿個人評估項目出來測試，發現每一個項目也都有進步一點，相信持續運動，身體會越來越健康。

媽媽沒去上課，只是單純跟著我們做運動，第一天做完運動，媽媽就特別好睡，完全不失眠了！起床還發現腹部的肉少了一大半！隔天一樣仍很好睡，腹部超級鬆軟的肉開始變得有彈性，大約第三、第四天，媽媽的腰就瘦回來了，超快！

8 上課才一週，小腹就變平坦

第15期　傅金麗

我是曾在台中上課的學員。上課之前我和我先生曾先看網路上的影片練習，後來在課堂上經過老師的指導，改善了一些小細節的動作，例如縮小腹、骨盆捲回，以及挺胸要如在量身高般。

上課第一週的感覺，是背部及腹部會酸痛，排便量及次數變多，腹部有清空的感覺，小腹也平坦一些。第二週酸痛的感覺沒有了，第三週已養成習慣，會早晚各做一次運動，每次約二十分鐘。

我也和周遭的親朋好友看老師的影片學習，希望大家都能生產自己的健康，也告訴他們上課的訊息，希望他們可去體驗一下。

身體文化 134

健康，自脊來：脊椎保健達人鄭雲龍改變千萬人的脊椎強背術

作　者—鄭雲龍
採訪撰文—邱淑宜
主　編—李宜芬
責任編輯—郭香君
執行企劃—張燕宜
企劃助理—石瑷寧
封面、內頁版型設計—比比司設計工作室
插　畫—黎宇珠

董事長—趙政岷
出版者—時報文化出版企業股份有限公司
108019台北市和平西路三段二四〇號三樓
發行專線—（〇二）二三〇六—六八四二
讀者服務專線—〇八〇〇—二三一—七〇五
（〇二）二三〇四—七一〇三
讀者服務傳真—（〇二）二三〇四—六八五八
郵撥—一九三四四七二四時報文化出版公司
信箱—10899台北華江橋郵局第九十九信箱
時報悅讀網—http://www.readingtimes.com.tw
法律顧問—理律法律事務所　陳長文律師、李念祖律師
印　刷—勁達印刷有限公司
初版一刷—二〇一六年一月二十九日
初版三十四刷—二〇二四年七月十七日
定　價—新台幣三〇〇元

時報文化出版公司成立於一九七五年，
並於一九九九年股票上櫃公開發行，於二〇〇八年脫離中時集團非屬旺中，
以「尊重智慧與創意的文化事業」為信念。

健康，自脊來：脊椎保健達人鄭雲龍改變千萬人的脊椎強背術 / 鄭雲龍作. -- 初版. -- 臺北市：時報文化, 2016.01
面；　公分. -- (身體文化；134)

ISBN 978-957-13-6534-3(平裝)

1. 脊椎病 2. 保健常識 3. 運動健康

416.616　　105000133

ISBN 978-957-13-6534-3
Printed in Taiwan

健康脊椎三層次

鄭雲龍老師獨創的「脊椎強背術」，運用一套完整架構，
找到最適合你的脊椎保健方法。

心

Step 1

健康意識的提升

看完本書，恭喜你已經完成這個階段！想要幫助他人，你可以和他分享此書，或邀請他觀看搜尋網路熱傳的「脊樂抒壓之道」影片（共7段）。

Step 2

脊椎功能性檢測

透過完整的『脊椎功能檢測』，了解自己目前的健康狀態，歡迎運用下頁的「檢測折價券」。

身

Step 3

個人姿勢的評估

錯誤的姿勢是症狀的溫床，認知並做到正確的姿勢！

Step 4

個人力學功能改善計畫

了解自己後還不夠，根據檢測結果，進行合適的力學改善計畫／運動。

Step 5

動作指導與姿勢確認

擔心看影片做動作不夠到位？專業的教練、老師可以給你最好的幫助。

環境

Step 6

人體工學的環境建構

身體要照顧好，更要挑選適合的設備，打造人體工學的護脊環境，歡迎運用下頁的優惠資訊。

想要一次獲得提升身、心、環境的脊椎保健術？
邀請您一定要參與由鄭雲龍老師親自設計的脊椎保健研習課程